거꾸로 가는 호흡기 질환

거꾸로 가는 호흡기 질환

초판 1쇄 인쇄 2011년 07월 01일
초판 1쇄 발행 2011년 07월 08일

지은이 | 황준호
펴낸이 | 손형국
펴낸곳 | (주)에세이퍼블리싱
출판등록 | 2004. 12. 1(제315-2008-022호)
주소 | 서울특별시 강서구 방화3동 316-3번지 한국계량계측조합 102호
홈페이지 | www.book.co.kr
전화번호 | (02)3159-9638~40
팩스 | (02)3159-9637

ISBN 978-89-6023-628-8 13510

이 책의 판권은 지은이와 (주)에세이퍼블리싱에 있습니다.
내용의 일부와 전부를 무단 전재하거나 복제를 금합니다.

호흡기 질환 가정 백과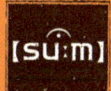

가벼운 기침부터 심각한 호흡곤란에 이르는 COPD까지 호흡기 질환의 길라잡이!

거꾸로 가는 호흡기 질환

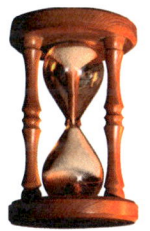

황준호 지음

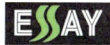

머리말

　필자가 최근에 감명 깊게 읽은 책 중에 이런 문구가 있었습니다. '우리가 인생을 살아가려면 두 가지가 필요한데 하나는 나에 대한 정보이고 또 하나는 인생의 비전이다.' 생각해보니 맞는 말입니다. 나에 대한 정보가 없으면 무엇을 해야 하는지, 무엇을 잘 할 수 있는지, 즉 현재의 나의 위치를 알 수 없기 때문에 먼저 자신에 대해서 잘 알아야 됩니다. 그리고 그 다음에는 인생에 대한 비전이 있어야 합니다. 다른 말로 하면 꿈이라고도 부를 수 있을 거 같은데, 비전이 없는 인생은 죽은 인생과 마찬가지입니다. 나에 대한 정보를 바탕으로 비전을 가지고 있어야 방향성을 가질 수 있습니다. 아무리 엔진이 뛰어난들 어디로 가야할 지 방향을 잡지 못하면 배가 제자리에서 맴돌게 됩니다.

　제가 진료하고 있는 한의원도 마찬가지라고 생각합니다. 내가 어떤 질환을 잘 파악하고 있고 진료할 수 있는지 생각하지 않고 그냥 오는 환자 오는 대로 보는 시대는 예전의 방식입니다. 시간이 한참 흐른 후에도 자신이 어떤 질환을 잘 고치는지, 자신의 특기는 무엇인지 알지 못할 가능성도 많습니다. 그래서 저는 자신에 대한 정확한 파악을 바탕으로 비전을 가지고 있습니다. 저는 대한민국 한의사 중에 호흡기 질환을 가장 많이 공부한 한의사입니다. 그리고 호흡기 질환 전문 한의원을 운영하고 있으며 수많은 호흡기질환 환자를 치료하고 그 데이터를 누적하여 더욱 발전된 치료로 나아가고자 하는 비전이 있습니다.

　저에게 오시는 분 중에는 남들이 보기에는 별거 아닌 거 같은 기침으로 일상생활에 심각한 불편을 겪는 환자분들도 계시고, 중증 호흡기 질환으로 인해 희망을 잃은 채 고통 속에서 하루하루를 지내고 있는 분이 많습니다. 그리고 첫 단추를 잘못 끼워서 호흡기 질환이 깊어지고 있는 분들도 많습니다. 필자는 이런 사람들에게 가장 효율적인 나침반이 되고 싶습니다. 현재 단계에서 어떤 치료를 받는 것이 가장 효율적인지 믿고 따를 수 있는 방향을 제시하려고 합니다. 방향을 제시하려면 내가 가리키는 방향의 길이 어떤 길인지 먼저 잘 알아야 합니다. 울퉁불퉁한 자갈밭인지 곧은 아스팔트 길인지 처음에는 좁은데 나중에는 넓은 길인지, 그 길에 대해서 잘 알지도 못하면서 무턱대고 방향을 지시할 수 없습니다. 똑똑한 나침반이 되기 위해 저는 지름길을 마다하고 호흡기 질환 치료의 정석코스를 마친 사람입니다.

　살면서 가끔 '이게 내 운명이구나…' 하고 느낀 순간이 있으신가요? '보이지 않는 누군가가 나를 이 길로 이끌어 주고 있었구나…' 하는 그런 느낌말이지요. 저는 제가 선택한 전공을 공부하면서 그런 생각이 들었습니다. 알레르기·면역·호흡기 질환이야말로 한방치료가 필요하고 그 치료율도 탁월함을 점점 느끼게 되었습니다. 경희의료원 한방병원 근무시절에 보면 대학병원 내원환자의 경우, 대부분 여기 병원, 저기 병원 안 거치고 오는 환자가 없습니다. 다른 병원들에서 어떤 치료를 받았는지를 정확히 알지 못한다면 올바른 진료를 할 수가 없습니다. 그렇기 때문에 이 시기에는 이 질환에 대한 한방적인 치료법뿐 아니라 양방적인 치료법에 대해서도 완벽하게 파악해야 했습니다. 환자가 한의원만 다니다 한방병원에 오는 것이 아니었기 때문입니다. 같은 질환을 두고 이 치료법만을 옳다 저 치료법만을 옳다고 주장하는 것은 환자입장에서는 무의미합니다. 환자에게는 두 치료법의 장점을 취합하는 것이 옳은 선택입니다. 옛말에 '지피지기면 백전백승'이라고 했지요? 저는 전문의 과정과 이후 지속적인 연구로 '지피지기'를 할 수 있었습니다. 양방적인 치료법도 공부하고 눈으로 보았고 한방적인 치료법도 충분히 숙지하였습니다. 제가 올바른 나침반의 역할을 하면 환자분들은 '백전백승'하게 됩니다.

전국에 많은 한방병원이 있지만 제가 수련한 병원을 제외하면 알레르기·면역·호흡기 내과가 개설된 병원이 거의 없습니다. 앞으로도 개설되기가 힘이 듭니다. 단지 소수만 누릴 수 있는 교육기회를 저는 제공 받았고 이런 기회에 대한 진정한 보답은 이 질환에 대한 깊이 있는 연구일 것입니다. 건강에 관련된 책을 내려면 어쩌면 쉽게 낼 수도 있을 것입니다. 호흡기에 좋은 음식, 생활 습관 등의 인터넷에서 떠돌아다니는 자료를 짜깁기 하면 책 하나 만드는 거 어렵지 않을 수도 있습니다. 하지만 그런 내용으로 책을 채우고 싶지 않았습니다. 진짜 호흡기 질환으로 고통 받는 환자가 필요로 하는 정수를 전해주고 싶었습니다. 제가 공부하고 치료하면서 느낀 점을 사족을 빼고 담아보았습니다. 야구에서 까다로운 타구를 묘기에 가깝게 처리해서 탄성을 자아내는 외야수보다 별것 아닌 것처럼 쉽게 잡아내는 외야수가 흘린 땀방울이 수십 배라고 합니다. 학문도 비슷하지 않을까 합니다. 어려운 말로 어렵게 설명하기보다 쉬운 말로 쉽게 설명하려고 했습니다. 호흡기가 불편한 부모님을 위해 자식이 읽어보고 설명드릴 수 있도록, 책을 아직 못 읽는 자제분 대신 부모님이 책을 읽어서 질병을 이해하고 있어야 된다고 생각했기에 그렇게 한번 적어보았습니다. 호흡기 질환으로 고통 받는 환자들에게 바른 치료를 제시하고 희망을 같이 나누고 싶습니다. 질병의 치료가 환자와 의사가 함께하는 이인삼각이라면 저는 여러분과 함께 하겠습니다. 여러분이 먼저 포기하지 않는 한 제가 먼저 포기하지는 않겠습니다.

2011년 초여름 늦은 오후.

황준호(黃俊皓)

차례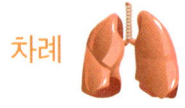

머리말 ·04

Chapter 1 만성기침 ·15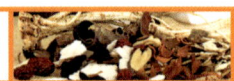

1. 기침환자의 고통 ·16
- 참을 수 없는 기침
- 내 의지랑 상관이 없어요~

2. 기침의 원인 ·17
- 건조하면 발동이 걸린다
- 호흡기에도 건성과 지성이 있다
- 어떻게 하면 건성 호흡기가 되죠?
- 기침하라고 옆구리 쿡쿡 찌르는 놈들

3. 기침의 치료 ·21
- 목에 바르는 보습제 없나요?
- 숨 편한 사탕의 활용: 숨편환
- 보음을 하자
- 기도점막 자극 3총사는 어떻게 할까요?

- 특별편지1: 기침이 만들어지는 원리
- 특별편지2: 만성기침의 3대 질환 파헤치기
- 특별편지3: 기침 치료하는 의사 되어보기

Chapter 2 기관지확장증 49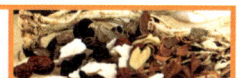

1. 기관지확장증의 개요 · 52
- 기관지확장증이 뭔가요? 그거 좋은 거 아니에요?
- 구멍 난 빨대?
- 기관지 조금 확장된 거 가지고 왜들 그러세요?!

2. 기관지확장증의 원인 · 54
- 왜 생겼을까요? 선천적 요인
- 왜 생겼을까요? 폐질환 원인

3. 기관지확장증의 핵심 및 치료 · 55
- 기관지확장증은 증상의 관리가 초점!
- 가래! 난 한 놈만 노려!!

·자기 가래는 자기가 보자!!

·코피 터지면 진 거야!!

·선빵을 날려라!!

〈저는 이렇게 합니다〉 ·58

·마지막 남은 케첩까지 짜려면…

·가래와 객혈 모두 잡는다!

·치료의 효과는 가래의 양태를 살핌으로!!

·나머지 증상도 중요하게 기록!

·특별편지4: 한약의 거담제 vs 양약의 거담제

Chapter 3 천식 ·81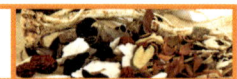

1. 천식의 개요 ·82

·숨쉬기가 힘든 병

·통발에 갇힌 물고기처럼 되지 않으려면

·천식의 양대 산맥

·천식은 이중 스파이? 기도질환인 동시에 알레르기 질환이다

2. 천식의 치료 ·89

·기관지수축 위주의 천식

·염증반응이 심한 천식

· 차근차근 접근하면 완치도 할 수 있습니다

· 특별편지5: 한약의 특성

Chapter 4 COPD: 만성 폐쇄성 폐질환 ·105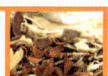

1. COPD의 개요 ·106

· 암보다 무서운 병이라던데… 치료법이 살 빼세요?

· COPD의 정의

· 기도폐쇄의 결과는 호흡곤란(COPD의 주증상)

· 기도 폐쇄의 두 가지 경우

· COPD: 만성기관지염, 폐기종을 포함한 기도질환의 종착역

· COPD의 위험인자: 흡연, 공해, 노화

· 흡연: 폐질환의 흉악범

· 공해와 노화

· 하나마나한 소리에요

· COPD: 저는 어둠속에 맹수가 아니에요

2. COPD의 중간역(폐기종과 만성 기관지염) ·114

· 소 잃고 외양간 잘 고쳐라

· 폐기종: 터져버린 포도송이

· 게놈 치료제만 있다면 좋지만…

· 나에게는 들켜버린 위장전술

· 폐기종과 기흉, 너희 닮았구나! 같은데서 했어?

· 3분 보는 사람한테도 다 보이는데

· 만성기관지염: 폐기종 = 송강호 : 강동원

· 누런 가래 툭~

3. COPD의 치료 · 122

· 멀쩡한 기도로 다시 바꿔주실 거죠?

· 금연: 기초공사

· 일반적인 치료법

· 최후의 수단: 산소요법

〈저는 이렇게 합니다〉 · 127

· 잘못한 것을 바로 잡자

· 정상인을 따라 잡으려면

· "아닙니다, 저는 제때 치료했단 말입니다"

· 대형을 유지하라! 그렇지 못하면…

· 건강한 윤활유의 확보!

· 객담치료에 스테로이드 과다사용

· 20년 전 요술연고

· 쪼금만 힘들어도 아우성이라면… 이인삼각(二人三脚) 놀이

· '최후의 수단' 대신 '최초의 선택' 으로

· 책 쓰기? 정말 어렵군요

· 특별편지6: 폐기능 검사

Chapter 5 간질성폐질환(폐섬유증) ·145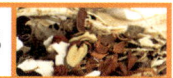

1. 간질성 폐질환의 개요 ·147
- 인생을 포기해야 하나요?
- 전 아직 비밀이 많아요
- 상처가 아문 곳에 새살은 어디가고?
- 저를 아신다는 분이 없네요…
- 내 몸을 내가 공격한다? 자살골?

〈저는 이렇게 합니다〉 ·150
- 굳어지기 전에 주무르자
- 비아그라도 효과가 있다!

Chapter 6 기흉 ·153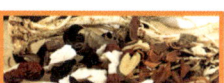

- 기흉: 흉막강에 공기가 차는 것
- 다들 친척이세요, 닮으셨어요?
- 기흉 환자는 어쩔 수 없이 원 스트라이크 먹고 나서 시작
- 저는 살찌고 싶어요~~

맺음말 ·158

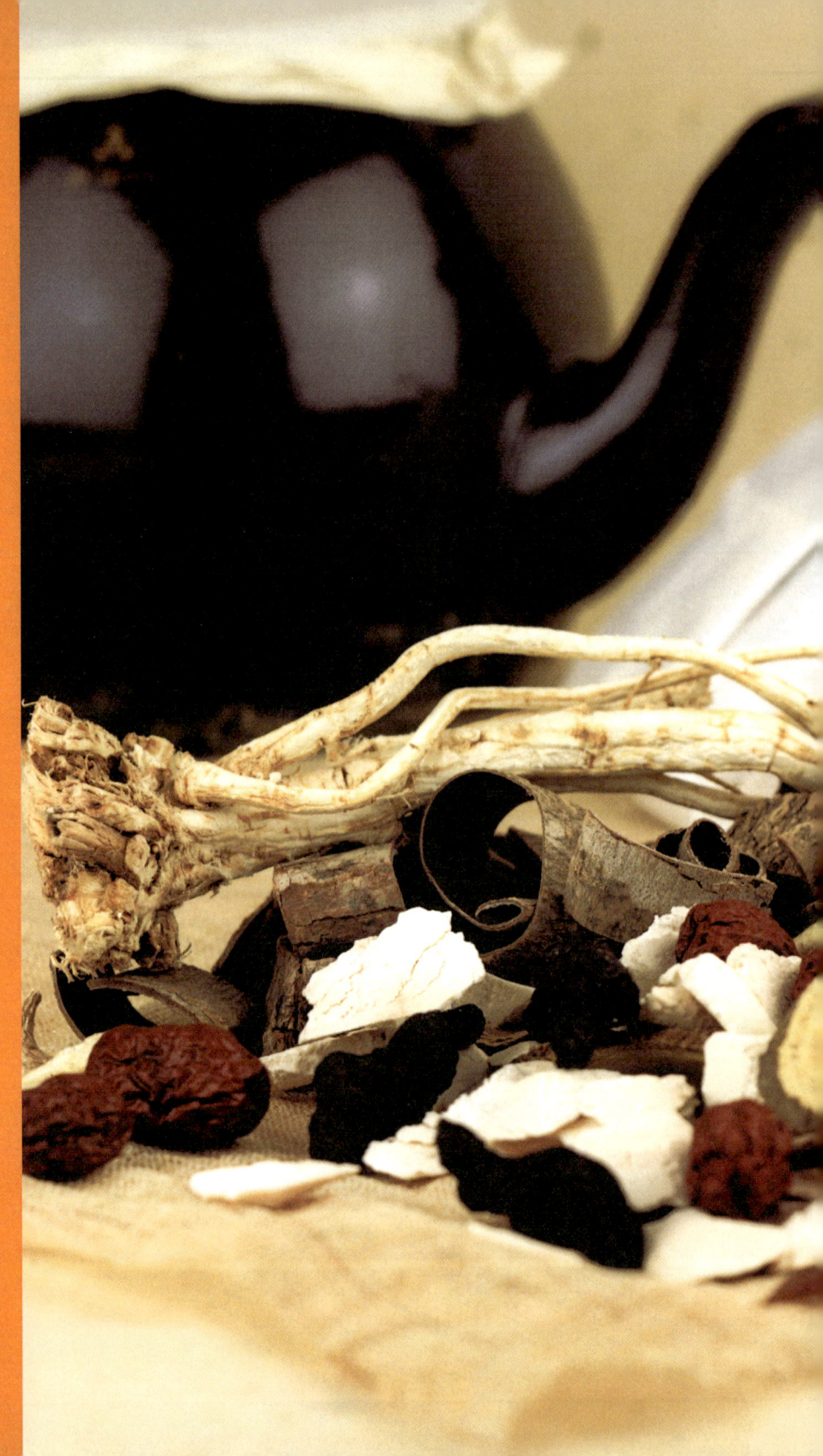

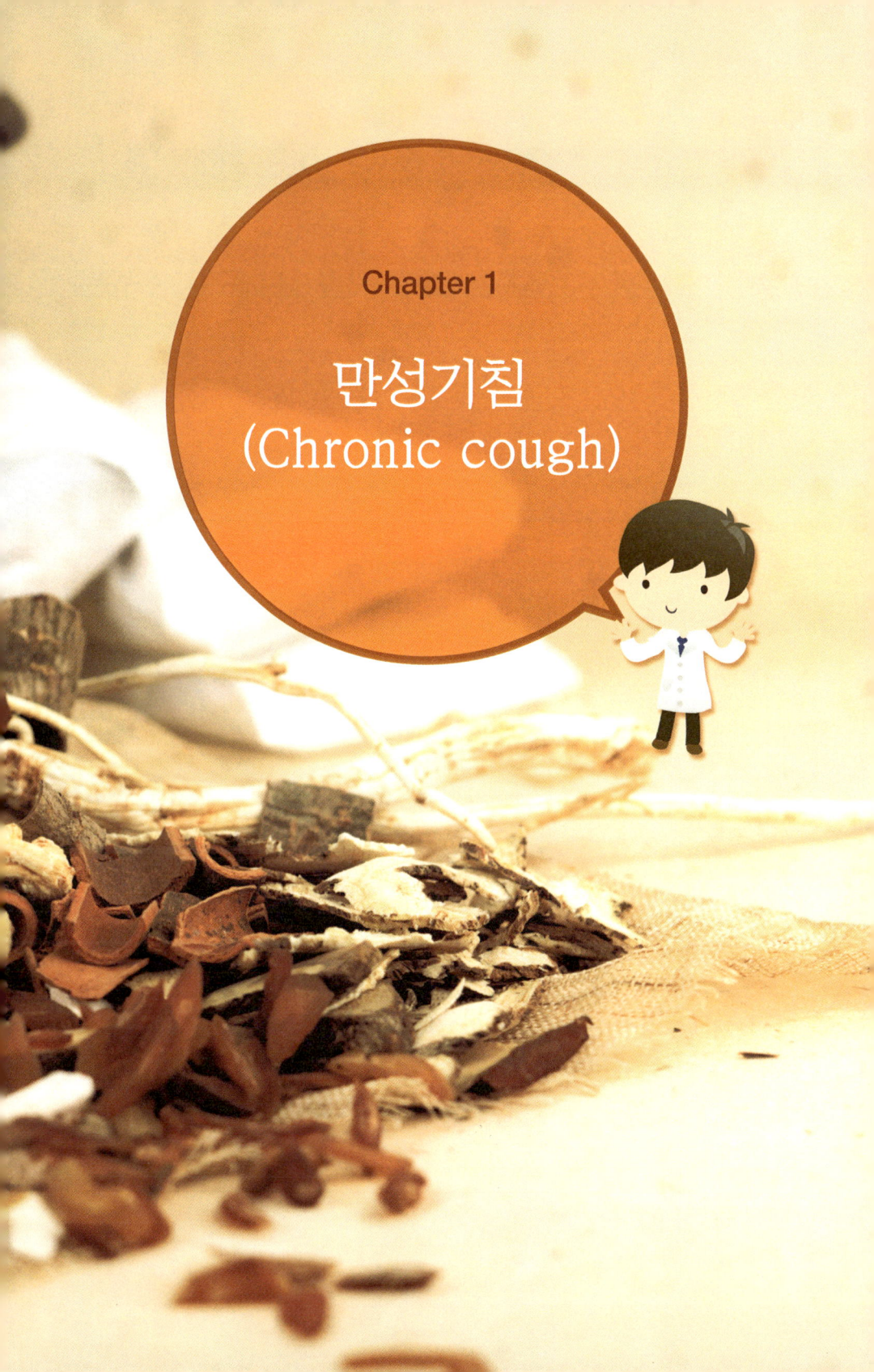

CHAPTER 1. 만성기침(Chronic cough)

1. 기침환자의 고통

■ 참을 수 없는 기침

환자분들! 반복되는 기침 참을만하신가요? 참을만하셨으면 지금 기침에 관한 책까지 사서 이렇게 보시고 계시진 않으시겠죠. 아마도 반복되는 기침 때문에 무척 힘드셔서 이렇게 기침 잘 고치는 곳 없나 찾고 찾으셨을 겁니다. 기본적으로 담배연기를 조금만 맡거나 아니면 황사 때만 되면 기침을 심하게 한다는 사람이 있을 겁니다. 하지만 이런 기침은 조건이라도 붙지… 도저히 기침하는 이유를 모르겠다는 환자분들 중에는, 회사에 신입사원인데 회의 때마다 반복되는 기침 때문에 프레젠테이션조차 제대로 못하시겠다고 고민인 분도 계셨고요. 나는 군대에서 장군인데 반복되는 기침 때문에 권위가 잘 서지 않고 아랫사람에게 괜한 걱정만 하게 만드는 것 같아 오신 분들도 있으셨습니다. 아직 저에게는 오지 않았지만, 저는 학생인데 조용히 해야 할 도서관이나 수업 중인데 입을 막고 있어도 부지불식간에 튀어나오는 기침 때문에 면학분위기를 망치는 것 같아 복도에서 한참 서성이며 고민하신 분들도 있으실 겁니다.

■ 내 의지랑 상관이 없어요~

이게 제발 내 의지대로 조절이 되었으면 좋겠는데 그게 되지를 않고, 차라리 그러면 딸꾹질처럼 잠깐 하다 말기라도 하지 벌써 몇 주째 이러고 있는지… 집중이 안 될 뿐만 아니라 자꾸 하다 보니 힘도 빠지는 것 같고 얼굴도 붉어지는 것 같습니다. 환자분들 그렇죠?

여러분들을 괴롭히는 이 기침이라는 녀석이 사실은 이렇게 천덕꾸러기 취급을 받을 놈은 아닌데 왜 이게 생겨나고 나를 피곤하게 하는지. 모든 것이 인연이라는데 기침은 왜 나랑 인연을 맺게 되었는지 이 인연을 이제 끊을 수는 있는지 살펴봅시다.

CHAPTER 1. 만성기침(Chronic cough)

2. 기침의 원인

■ 건조하면 발동이 걸린다

간단히 말하면 기침은 ①건조하거나 ②자극받으면 생깁니다. 먼저 건조할 때 생기는 기침과 그 대처법에 대해 설명 드리고 그 다음으로 자극받으면 생기는 기침을 설명 드리겠습니다. 대기가 건조하거나, 대기는 건조하지 않다 하더라도 인체가 생활하는 내부 환경이 건조하게 되면 목이 건조하게 됩니다. 목이 건조하게 되면 목안에 있는 섬모와 기침 수용체가 예민하게 되어 기침이 발생합니다. 그렇기 때문에 기침으로 병원을 내원했던 대부분의 환자는 '가습기를 꼭 틀어주세요'라는 말을 아마도 들으셨을 겁니다. '가습기 청소를 자주 해주시구요'라는 말과 함께 말입니다. 4계절이 뚜렷한 대한민국에서 기후 자체를 바꿀 수는 없는 일입니다. 건조한 기후일 경우에는 적어도 내가 생활하는 공간에서라도 습도를 유지하여 목을 덜 건조하게 해주어야 합니다.

■ 호흡기에도 건성과 지성이 있다

하지만 여기서 이런 질문을 하는 분들이 계실 겁니다. "저는 건조한 기후가 아닌 시기에도 기침이 나는데요?" 예, 맞습니다. 건조한 기후일 때만 기침환자가 생긴다면 기침을 치료하는 병원은 1년에 3달만 일하고 문을 닫아야 할 겁니다. 건조한 기후가 아닌데도 기침을 하는 환자는 바로 환자의 몸이 건조한 상황을 만들기 때문입니다. 피부에도 지성과 건성이 있다는 말을 들어보셨을 겁니다. 이에 따라 화장품도 다르게 씁니다. 목과 호흡기도 공기가 드나들고 접촉하는 일종의 피부와 다를 바가 없습니다. 그렇기 때문에 호흡기도 사람마다 건조함의 상태가 각각 다릅니다. 똑같은 계절 공간에 있더라도 누구는 분비물이 많고 어떤 사람은 분비물이 적은 것처럼 호흡기의 건조한 상태 역시 사람마다 동일하지 않습니다.

■ 어떻게 하면 건성 호흡기가 되죠?

이러한 건조함을 한의학에서는 '조(燥)'라고 말하는데 어떤 경우에 이렇게 호흡기가 조하게 될까요? 쉽게 생각하시면 됩니다. 땅이 언제 건조해지고 불이 잘 나던가요? 바로 비는 안 오고 햇볕이 내리쬘

때입니다. 즉, 몸에 있는 수기(水氣: 물의 기운)보다 화기(火氣: 불의 기운)가 강하면 몸은 건조해집니다. 인체의 화의 기운은 건조하고 더운 대기에 의해서도 영향을 받지만 섭생에 의해서도 만들어 집니다. 즉, 내열을 만드는 음식(고기, 햄 등)을 많이 먹고 화를 많이 내고 노심초조하게 되면 몸에서 화의 기운이 강해지게 됩니다. 이렇게 화의 기운이 수의 기운보다 강해지면 피부와 점막이 건조하게 됩니다. 호흡기의 외피가 바로 점막입니다. 피부는 보습제라도 발라줄 수 있지만 호흡기에는 보습제를 발라줄 수도 없지 않습니까?

■ 기침하라고 옆구리 쿡쿡 찌르는 놈들

기침을 처음 설명할 때 건조하거나 자극받으면 기침이 난다고 했는데 이제 두 번째 자극에 대해서 알아봅시다. 여기서 자극이라 함은 좀 더 정확하게 말하면 기침 수용체와 섬모를 자극하는 놈들입니다. 주인공은 콧물, 가래 그리고 위에서 역류하는 신물입니다. 우리가 감기에 걸리거나 비염이 있으면 코에서 콧물이 만들어집니다. 이러한 콧물은 '흥'하면서 뱉어 내기도 하지만 상당부분은 목 뒤로 넘어가게 됩니다. 이렇게 콧물이 넘어가면 당연히 기도 점막에 있는 기침 수용체와 섬모를 자극하게 됩니다. 가래와 신물도 마찬가지입니다. 기도 점막에서 다량 만들어진 가래가 있다면 어느 정도는 힘껏 빨아올려서 '퉤'하고 뱉어내지만 완전히 제거되지 못한 나머지 가래는 섬모를 자극하게 됩니다. 또한 소화기관이 좋지 못하여 신물이 넘어오는 환자가 있는데 이런 산성분비물은 당연히 점막을 자극하게 됩니다. 이렇게 기침을 하라고 옆에서 쿡쿡 찌르는 콧물, 가래, 신물을 만드는 질환이 ①후비루 증후군(주로 비염, 축농증), ②천식, ③위식도역류질환이고 이 세 가지 질환을 만성기침의 3대 원인이라고 합니다. 첫 번째 설명한 건조한 인후상태가 겹쳐지면 이러한 3대 자극은 더욱 기승을 부리게 됩니다.

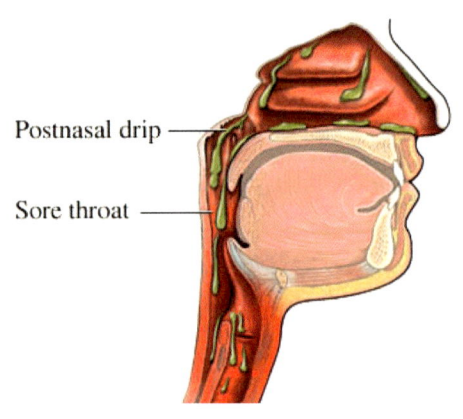

▲ 후비루 사진

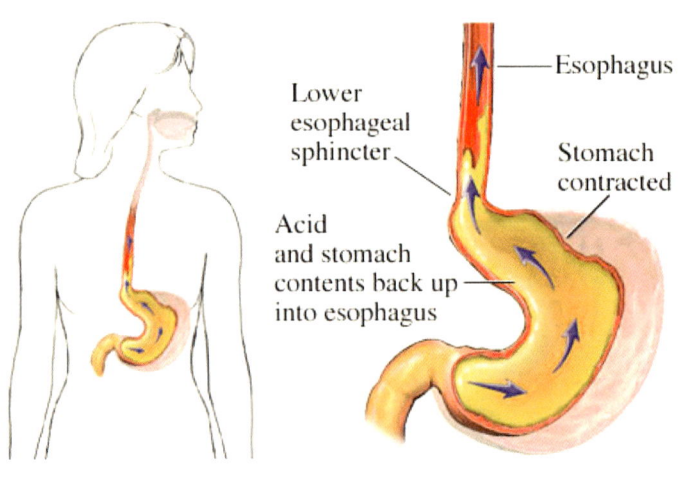

▲ 위식도 역류사진

CHAPTER 1. 만성기침(Chronic cough)

3. 기침의 치료

■ 목에 바르는 보습제 없나요?

 피부에는 보습제를 발라줄 수 있지만 그렇다고 기도점막에 보습제를 발라줄 수도 없고 어떻게 해야 될까요? 기본적으로 대기가 건조한 계절에는 가습기를 가동해야 됩니다. 하지만 환자를 치료하다 보면 이것만으로는 부족함을 많이 느끼게 되었습니다. 그리하여 저는 인후부에 직접적으로 훈증하는 방식으로 호흡기의 습도를 맞춰주는 방법을 활용하고 있습니다. 훈증의 방식은 가습기가 가지고 있는 세균번식이라는 점도 막아줄 수 있고 약액이 같이 올라오기 때문에 유효성분이 점막으로 작용도 할 수 있습니다. 더하여 따뜻한 공기이기 때문에 환자입장에서도 자극성이 덜하고 편안하게 느껴집니다.

■ 숨 편한 사탕의 활용: 숨편환

 이러한 훈증기는 집안에서는 아주 효율적이지만 항상 휴대를 할 수가 없기 때문에 이런 경우에 대비해서는 환제를 사용합니다. 원래 인체는 건조한 계절에도 습도를 맞추기 위해 분비선에서 점액을 분비하여 건조한 점막을 보호하고 있습니다. 이러한 기능을 잘 도와줄 수 있도록 사탕형태의 환제를 투약합니다. 이러한 환제를 복용하면 유효성분이 입과 기도의 분비선을 자극하고 녹여먹는 과정에서 입에 한약이 녹아 있는 분비액이 가득 고이게 됩니다. 천천히 녹여먹는 과정을 거치므로 충분히 가습효과가 있고 분비액이 기도를 진정시킵니다. 원래의 사탕이 가지고 있는 형태는 유지를 하되 설탕과 단맛을 내는 첨가물의 용량을 현격히 줄이고 대신 유효성분을 높여 칼로리에 민감한 젊은 층과 질환을 가진 환자도 고려하였습니다.

이렇게 직접적으로 기도를 가습하고 점막을 안정시키는 치료는 기침 치료에서는 반드시 필요합니다. 병의 뿌리와 가지가 있다고 한다면 물론 뿌리부터 잘 치료되어서 가지가 건강해지면 좋겠지만 기침 환자는 당장의 기침에서 해방되지 않으면 일상생활의 불편함을 강하게 느끼기 때문에 이러한 지엽적인 치료도 반드시 필요합니다.

■ 보음을 하자

위에 언급한 훈증기의 활용과 환제의 활용도 기도 점막의 가습을 위한 지엽적인 방법입니다. 하지만 보다 근본적인 치료법은 보음을 하는 것입니다. 보음은 말 그대로 '음'을 보태어주자는 말입니다. 한의학에서 인체의 '화'의 성질을 '양'으로 본다면 음양의 균형을 통해 점막의 안정을 꾀하는 방법이 보음법입니다. 너무 비가 많이 오면 홍수가 납니다. 또 비는 오지 않고 매일 햇볕만 내리쬐면 건조해지고 불이 잘 납니다. 건강한 토양은 적절한 때 비가 오고 적절히 햇빛이 비치는 땅입니다. 그러면 그 안에 있는 식물이 건강합니다. 점막에 있는 섬모와 기침수용체도 마찬가지입니다. 점막의 점액이 너무 건조하지도 너무 흥건하지도 않으면 섬모와 기침 수용체는 안정을 되찾습니다. 그러면 기침하지 않습니다. 만성기침 환자는 점막의 균형상태가 깨진 환자이므로 보음제를 통해 기도점막의 균형 상태를 잡는 것이 근본적인 치료입니다.

■ 기도점막 자극 3총사는 어떻게 할까요?

감기는 나은 것 같은데 기침은 멈추지 않는 경우 대부분은 가래와 콧물이 뒤로 넘어가면서 섬모와 기침 수용체를 자극했기 때문입니다. 이러한 경우는 기도점막의 습도를 조절하고 안정화시키는 지엽적인 치료만으로도 금방 효과를 봅니다. 그러나 만일 만성비염환자의 경우라면 콧물이 알레르기 반응으로 지속적으로 생길 것이기 때문에 알레르기 치료를 병행하는 것이 좋습니다. 가래로 인한 기침의 경우에도 천식이나 기관지확장증을 동반한 경우라면 가래가 지속적으로 생길 것이기 때문에 기존의 폐질환이 있는 환자는 기존 폐질환의 치료를 같이 받는 것이 기침의 근본적인 치료로 볼 수 있습니다. 마지막으로 소화기관에서의 위식도역류로 인한 기침의 경우는 식사 후 바로 눕지 않기, 신발을 신거나 신발 끈 묶을 때의 습관교정과 함께 소화기능을 돕는 치료를 병행하면 다른 경우보다 치료가 쉽습니다.

첫 번째 챕터부터 알기 어려운 단어로 질환을 너무 자세히 설명하면 지겨워서 읽기도 싫을까봐 지금까지는 기침의 치료에 대해 간단히 적어보았습니다. 하지만 이어질 〈특별편지〉는 제가 가지고 있는 기침치료에 대한 열정이 담겨있기도 하거니와 기침으로 고생한 환자라면 마땅히 읽고 도움을 받을 내용이기에 한번 시간 내어서 한 편지 한 편지 읽어보시기 바랍니다. 여러분 모두 기침에 관한 한 박사가 되실 수 있습니다.

특별편지1 기침이 만들어 지는 원리

환자분들이 기침이 만들어지는 원리를 이해하면 기침의 치료는 어떻게 하는 것이 좋을지 머리에 그려집니다. 내용이 길더라도 천천히 읽어보시면 기침에 대한 모든 것을 파악할 수 있고 기침의 공포에서 벗어나실 수 있습니다.

만성기침의 배경

▶ **기관지 청소는 굴뚝 청소?**

기관지에 생긴 이물질을 제거하는 것은 쉽게 생각하면 굴뚝을 청소하는 것과 같습니다. 자, 쉽게 설명 드릴게요. 굴뚝에 먼지가 많이 끼면 굴뚝의 기능도 떨어지고 제거되지 않은 먼지가 쌓여서 기계들을 망칠 수도 있습니다. 그래서 청소부를 불러 먼지를 제거해야겠지요? 그 역할을 하는 것이 바로 기관지에 있는 섬모와 기침입니다. 청소부는 무엇을 가지고 청소를 하던가요? 요즘 세대는 진공청소기라고 하겠지만 원래는 빗자루와 쓰레받기겠죠. 바로 섬모가 빗자루이고, 기침은 쓰레받기입니다

(정확히 말하자면 쓰레받기로 떠서 버리는 과정이죠).

> 기관지 청소의 두 기둥
> · 섬모 - 빗자루
> · 기침 - 쓰레받기

▶ **섬모는 빗자루!**

섬모라는 녀석은 기관지 상피세포에 붙어있는데 기도에서 생긴 점액분비물(쉽게 가래)을 빗자루질을 하듯이 밑에서 위쪽방향으로 끌어올려 가래를 모아둡니다. 참고로 일하는 스타일은 빨리 빨리 몇 분 만에 끝내는 로봇 같은 스타일이 아니라 묵묵히 다소 느리게 일하는 개미 스타일입니다. 빗자루로 쓰레기를 모아두기만 한다고 청소가 끝난 건가요? 아니지요.^^ 먼지를 모아서 버리지 않으면 또 다시 먼지는 흩어지고 굴뚝을 더럽히게 될 겁니다.

▶ **기침은 쓰레받기! 저 나쁜 사람 아니에요~~**

이렇게 모인 먼지를 쓰레받기에 모아서 버리는 과정을 바로 기침이 하는 것입니다. 갑작스럽고 폭발적인 호기 운동으로 흡인된 이물질이나 기도 분비물을 제거하는 것이 바로 기침입니다. 그러니 기침 자체를 나쁘다고 욕할 수는 없는 것입니다. 심지어는 학술지에서는 기침을 "폐를 지키는 보안견(watch dog of the lung)"이라고도 표현합니다. 즉 폐의 이상을 제일 먼저 보고하는 신호라고 보는 겁니다.

▶ **섬모의 실제 모습**

이 섬모를 좀 더 학술적인 그림으로 옮겨 보면 아래와 같습니다. 좀 복잡하긴 해도 느낌은 이해가 되시죠? 섬모가 청소하는 것이 습성분비물에 해당하는 가래이기 때문에 섬모를 '걸레나 행주'에 비유할 수도 있지만 생긴 모양은 확실히 빗자루에 더 가깝다고 생각하기에 빗자루에 비유했습니다.

기관지 청소의 두 거물		
섬모	빗자루	가래를 에스컬레이터처럼 한 방향으로 지속적으로 옮겨서 모아둠
기침	쓰레받기	자발적 기침	스스로
		비자발적 기침	기침 수용체의 자극에 의해

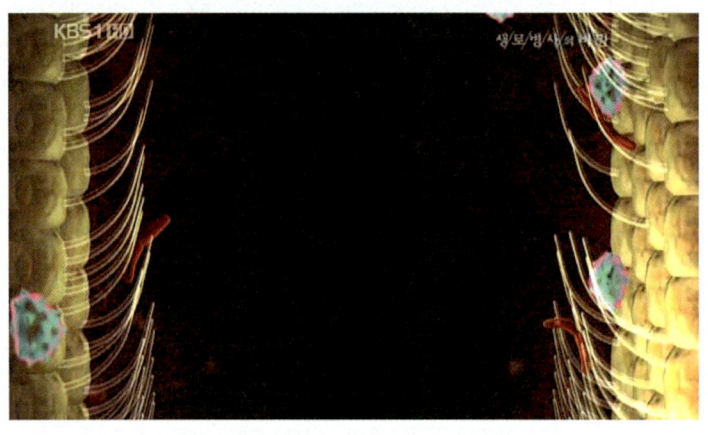

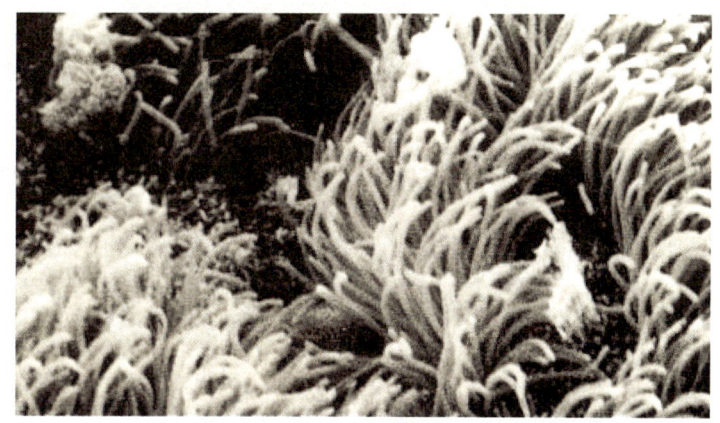

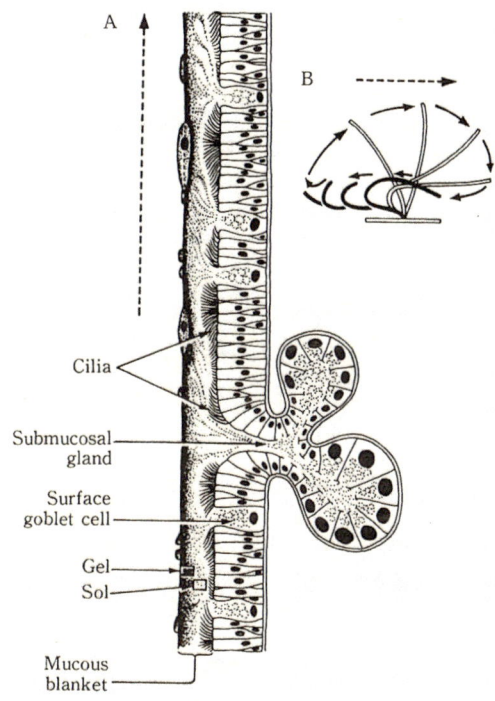

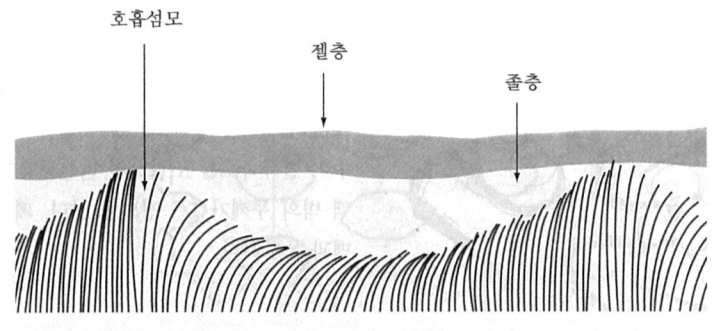

▶ 기침을 조종하는 자는?

그러면 기침을 최종적으로 지시하는 것은 누구일까요? 포크레인도 기사가 있어서 조종을 하는 것처럼 가래가 모인 것을 기침이라는 과정을 통해 내뱉으려면 누군가에게 자극이 가서 행동으로 옮기라는 지시를 하지 않겠습니까? 이것이 기침 수용체입니다.

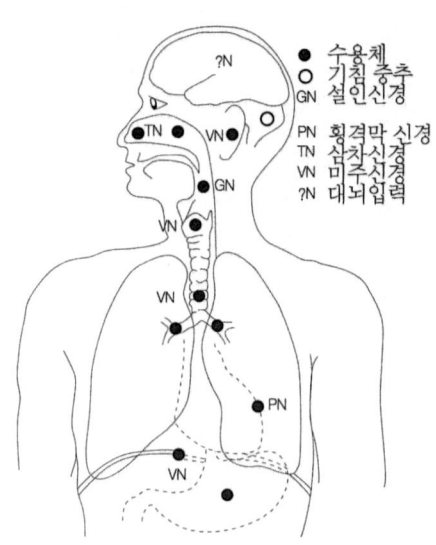

만성기침의 족보		
기저질환	감기 뒤, 비염, 축농증	건조한 인후
↓	↓	
가래량증가	진득한 콧물과 가래의 증가	← ↓
↓		
과부하 섬모이상 초래	엉겨붙은 섬모	기침 수용체 민감해짐
	↓	
기침 수용체 자극		
↓		
기침증가		

▶ **기침 수용체는 어디 있나요?**

우리 몸의 여러 곳에는 기침 수용체가 있습니다. 그림에서 보듯이 까만 점이 인체 상부에 몇 군데 흩어져 있습니다. 비강이나 부비동에 자극이 오는 질환(비염, 축농증)에서도 기침을 할 수 있습니다. 하지만 가장 민감한 부위는 목(정확히 말하면, 후두와 기관내의 수용체, 기관의 3~4 분지 근위부에 위치)입니다. 목에 뭐가 걸린 것 같아서 기침을 하는데 하고 나서도 뭐가 걸린 그 느낌은 없어지지 않는다고 호소하는데, 뭐가 걸린 것 같다고 느끼는 바로 그 부위가 가장 민감한 기침 수용체가 있는 곳입니다.

▶ 기침의 범인을 잡았다!! 섬모와 기침수용체

혹시 이제 감이 오시나요? 맞습니다. 문제가 되고 있는 만성적인 기침은 목에 있는 이 부위의 섬모와 기침 수용체가 문제를 일으키고 있는 것입니다. 섬모는 요전에 언급한 대로 시키면 시키는 대로 빠른 시간에 완벽히 일을 하는 터미네이터 로봇 같은 존재가 아니라 천천히 일을 하는 개미와 같습니다. 사람을 태워서 '슝'하고 원하는 층까지 순식간에 이동하는 엘리베이터가 아니라 한 계단에 1~2명씩의 사람만을 태워서 천천히 한 방향으로 이동하는 에스컬레이터 같이 일을 하는 것이 섬모의 운동 방식입니다.

▶ 섬모야 왜 그랬니?

그런데 자기가 감당할 수 있는 양을 넘어선 쓰레기양이 생기면 어떻게 될까요? 열심히 일을 하다 빗자루털이 빠지는 등 과부하로 인한 고장도 생길 것이며, 처음에는 가지런히 자리 잡고 있는 섬모 한올 한올이 서로 엉기기도 할 것입니다. 쉽게 표현하면 섬모가 마치 떡진 머리가 되는 상황입니다. 서로 엉겨 붙으면 일의 능률도 떨어지고 한 번 엉기기 시작하면 옆에 있는 다른 섬모도 같이 엉겨버릴 가능성이 높아집니다.

▶ 섬모의 변명: 내가 그러려고 그런게 아닌데…

그러면 섬모는 어떤 상황에서 이렇게 잘 엉겨 붙어 버릴까요? 바로 가래가 찐득해지는 순간입니다. 크림 스파게티도 크림 소스가 찐득해야 면에 착 달라붙는 것처럼 가래도 찐득하면 이 섬모에 달라붙어 버리게 됩니다. 섬모는 크림 스파게티랑 틀려서 이 가래를 옮기고는 내려놓고 싶은데 안 떨어진 가래가 다른 섬모까지 엉겨 붙게 합니다. 사람이 머리를 안 감아서 떡이 지기 시작하면 머리를 긁고 싶어지는 것처럼 이렇게 엉겨 붙은 섬모는 기침 수용체를 자꾸 자극하게 되는 겁니다. 기침이라도 한번 해서 이 달라붙은 가래(학술적으로는 굳어진 gel층)를 떼어버리고 싶은 겁니다.

▶ 섬모의 변명: 콧물, 가래 이놈들 때문에…

열이 떨어지고 몸이 으슬으슬한 것은 멈추고 콧물 가래도 줄어들어서 감기가 떨어진지는 한참이 지난 것 같은데 기침은 멈추지 않으시죠? 바로 양이 줄던 가래와 콧물이 섬모를 엉겨 붙게 한 것입니다. 비염이 있으신 분들은 밤에 잘 때 콧물이 기관지로 넘어가게 됩니다. 울면 눈물이 내려와서 목으로 넘어가듯이 콧물도 그렇습니다. 이 콧물도 기관지로 가서는 섬모를 괴롭히게 됩니다.

▶ 섬모의 변명: 너무 건조하잖아요

그리고 섬모를 엉기게 하는 또 하나 중요한 인자가 있습니다. 바로 건조한 기후입니다. 건조한 기후에서는 당연히 수분의 증발이 잘 일어나고 가래도 찐득해지기 쉽고 또한 건조한 환경 자체가 기침 수용체를 더욱더 예민하게 합니다. 마른 땅에 먼지가 잘 일어나는 것과 마찬가지고 우리 사람의 피부도 건조하면 가렵지 않습니까? 즉 기침은 원인은 다양하지만 결과적으로 예민해진 섬모와 기침 수용체가 원인이라는 겁니다.

▶ **기침의 치료는 반드시 주범을 체포하길!!**

기침의 원인으로 열거되는 질환들은 많이 들어보셨을 겁니다. 무슨 무슨 질환들이 기침을 일으킬 수 있고 그 치료는 질환에 따라 어떻게 저떻게 한다. 복잡하기도 하고 힘드셨죠? 물론 그러한 감별진단은 필요합니다. 원인이 되는 질환들이기 때문이지요. 저도 그렇게 감별진단을 하고 치료합니다. 하지만 치료의 단계에서는 근원적인 질환뿐만 아니라 문제가 발생한 섬모와 기침 수용체도 같이 치료하지 않으면 안 되는 것입니다. 그래서 저는 섬모와 기침 수용체를 직접적인 치료의 대상으로 삼습니다. 청소부를 정신교육 열심히 시키고 임금을 더 올려드려서 직업의식이 충만해져도 빗자루와 쓰레받기가 고장이 나면 뭘로 청소하겠습니까?

특별편지2　만성기침의 3대 질환 파헤치기

〈특별편지1.〉을 통하여 기침을 일으키는 원인은 예민해진 섬모와 기침 수용체라는 것을 알게 되었습니다. 섬모와 기침 수용체를 예민하게 만드는 질환이 지금 소개할 3가지 질환입니다.

'그냥 3가지 질환이 있으면 기침이 생기는구나' 라고만 생각하실 것이 아니라 왜 이 질환이 있으면 기침이 생길까를 생각해 보는 것이 기침 치료의 최종 마무리겠죠?^^ 자 들어가 봅시다.

만성기침의 원인 질환

▶ 왜 섬모와 기침 수용체는 예민해진 걸까?

우리는 그 동안의 공부를 통해 기침을 일으키는 국소적인 원인은 예민해진 섬모와 기침 수용체에 있다는 것을 배웠습니다. 자 그러면 이제 제가 질문을 하나 해봅시다. 사람은 언제 예민해집니까? 가만히 있어도 그냥 혼자 막 예민해지고 그럽니까? 아닙니다. 예민한 사람 불러 앉혀놓고 당신 왜 예민해졌냐고 물어보면 핑계 없는 무덤이 없습니다. 다들 말들 합니다. 스트레스 받아서 그렇다고. 예, 맞습니다. 스트레스 받아서 그런 겁니다.

▶ 섬모와 기침수용체도 스트레스를 받는다

섬모와 기침수용체도 마찬가집니다. 섬모와 기침 수용체도 스트레스 받아서 그런 겁니다. 섬모와 기침은 기관지에 생기는 쓰레기를 청소한다고 했지요. 하부 기관지에 계속 생겨서 퍼올려야 하는 가래(염증산물)와 위에서 계속 흘러내려오는 콧물, 식도에서 조금씩 넘어오는 이상한 쓴 분비액… 이런 것들이 뭐죠? 바로 섬모와 기침이 청소해야 할 일거리인 것입니다. 일거리가 적당량을 넘어서면 스트레스가 되는 겁니다.

▶ 폐에 쓰레기를 버린 게 누구야? 너야?

위에서 말한 청소해야할 쓰레기들 중 하부에서 생기는 가래(염증산물)를 만들어내는 질병에는 천식, 만성기관지염, 기관지확장증이 있으며 이중 가장 빈도가 높은 질환은 천식입니다. 그리고 위에서 흘러내려오는 콧물을 만들어내는 질병에는 비염, 축농증, 감기 등이 있을 것이고 이것을 후비루증후군(목 뒤로 콧물이 넘어오는 증후군)이라 합니다. 마지막으로 식도에서 신물이 넘어오는 것을 역류성 식도질환이라고 합니다.

여기 언급된 천식, 후비루, 역류성 식도질환을 논문에서는 만성 기침의 3대 원인이라고 말하고 있는 것이죠. 왜 3대 원인이 되었는지 이해가 쉽지 않습니까?

만성기침의 3대 원인			
천식	아래로부터 생기는 가래	스트레스	만성 기침
후비루	위로부터 내려오는 콧물	섬모와 기침수용체에 지속적인 자극!	
역류성 식도 질환	옆에서 넘어오는 신물		

▶ 기침을 일으키는 예외적인 원인

기침을 일으키는 기타 예외적인 원인으로는 고혈압약 중 일부(Ace inhibitors)와 폐암이 있을 수 있지만 고혈압약이 원인일 경우는 문진을 통해 쉽게 진단이 가능하며 다른 혈압약으로 바꾸면 기침이 일정시간 지난 후 좋아지며, 폐암은 다른 방식으로 접근해야 하기에 일단 예외적인 경우에 대해서는 대부분의 환자는 잠시 잊으셔도 좋습니다.

원인 질환의 원인: 뿌리를 찾아서
▶ 우리 좀 더 파고듭시다!

기침이라는 증상이 나타나는 배경과 그 원인에 대해 설명을 드렸습니다. 이제 기침에 대해 다 배운 것 같고 빨리 기침을 치료하고 '땡' 하자고요? 하지만 이게 끝이 아닙니다. 서양의학이라는 것은 질병을 진단하는 것을 중요시해서 그 진단을 정확하게 하는 것에 초점을 두고 그에 따른 치료법을 제시하고 끝을 맺습니다. 만약 이렇게 치료법을 제시하고 모든 환자가 치료가 된다면 그 이상 좋은 게 어디 있겠습니까? 하지만 결과론적으로는 상당수가 치료되지 않거나 어떤 환자는 치료 중에 부작용이 있기 때문에 제가 이렇게 글을 쓰고 있는 것입니다.

▶ 쓰레기가 그냥 생기나요?

한의학은 끊임없이 '왜?'를 생각하는 의학입니다. 위에 언급된 기침의 원인으로 알려진 질병들의 부산물인 가래, 콧물, 신물 등은 그럼 왜 생겨서 기침을 하게 만들까요? 병이 있으니까 증상이 나타나는 거라고요? 아닙니다. 요즘 많은 이들은 질병이 있으면 그때부터 병이라고 생각하고 병이라고 진단되기 전까지는 병이 아니라고 생각하는데 잘못된 생각입니다. 신체는 몸의 안 좋은 부분이 먼저 어떤 증상으로 나타나고 그게 심화되면 병이 되는 것입니다. 병이 있으니까 당연히 가래, 콧물, 신물이 생기는 것이 아니라 그것이 생기는 원인을 생각해 보는 것이 진짜 치료로 다가서는 길입니다.

▶ 가래야 넌 뭐니?

먼저 가래를 살펴봅시다. 가래는 한의학적으로 담이라고 합니다. 그리고 이 담은 대사과정에서 생긴 필요 없는 부산물(찌꺼기)이라고 한의학에서 정의합니다. 그을음이 어떨 때 생깁니까? 제대로 못 태웠을 때 생깁니다. 제대로 못 태운다는 것은 화력이 약하던지 태워야할 대상이 너무 많을 때 일어납니다.

▶ 잘 먹고 잘 싸야 찌꺼기가 없지!

인체도 마찬가지입니다. 소화기능이 약하거나 자신이 소화시키기 힘든 것을 먹거나, 아니면 소화는 할 수 있어도 감당할 수 있는 양을 넘어서는 음식을 먹게 되고 이것이 잘 배출되지 않으면 바로 담이 생기게 됩니다. 이렇게 생겨난 담은 혈관과 인체 장기에 축적이 되게 됩니다. 이러한 현상을 두고 한의학에서는 위를 '생담지원(生痰之原)'이라고 한 것입니다. 정리를 하면 좋은 것을 먹지 않고 또한 이것을 제대로 소화하고 배출하지 못하면 담이 생기고 이 담이 폐에 생기면 가래라는 것으로 나타납니다.

▶ 콧물아 넌 왜? 저도 모르게 그만…
다 알레르기 때문이에요…

다음으로 콧물을 살펴봅시다. 비염 환자의 콧물이나 천식 환자의 기도 분비물(일종의 가래)이 생성되는 주요기전에는 알레르기라는 것이 있습니다. 알레르기는 많이 들어보셨을 겁니다. 쉽게 설명하면 면역계의 이상인데 현재 알레르기 질환은 급격히 증가되고 있는 추세입니다. 알레르기성 비염, 알레르기성 결막염, 아토피 피부염, 알레르기성 천식 등 이 많은 질병들이 알레르기가 관련되는 질환이고 알레르기 증상이 발현되는 위치에 따라 코에 있으면 비염, 눈에 있으면 결막염, 피부에 있으면 아토피, 기관지에 있으면 천식으로 되는 것입니다. 질병은 다양하지만 큰 원인은 모두 알레르기, 즉 면역계에 이상이 있는 같은 계통의 질병입니다. 면역계의 이상은 현대 사회에 접어들면서 다양한 원인으로 증가되고 있으며 이에 대한 이야기는 천식, 비염 파트에서 자세히 다루어 보겠습니다.

▶ **알레르기! 시간이 걸려도 그냥 둬선 안 될 놈입니다!**

비염 환자이거나 비염이 심해서 생긴 축농증 환자이던 콧물이 있는 환자가 만성 기침을 동반하고 있을 때는 콧물이 주요한 원인이 되며 이 콧물의 원인이 되는 알레르기 증상은 단시간에 완치되지는 않지만 시간을 두고 치료하면 저자 본인의 경우에서 보듯이 관해(⋯)에 이를 수 있습니다.

▶ **우리는 갈 길이 다른데 왜 넘어오고 그래?**

신물은 어떨까요? 여기서 신물은 식도에서 넘어오는 쓴 물을 말하는데 정상적인 사람이라면 이런 현상이 생기지 않습니다. 기도와 식도는 인두를 지나면서 나뉘어져 공기는 기도로 음식물은 식도로 지나가게 되고 기도가 몸에서 더 앞쪽에 있습니다. 대개는 위에서 분비되는 소화액이나 음식물이 기도로 넘어오는 경우는 없습니다. 위로 넘어간 음식물은 괄약근이 있어서 다시 튀어나오지 않도록 위의 입구에서 묶어두기 때문입니다. 음식물을 가두고 나서 강한 산성의 위산이 뿌려지면 위는 꿈틀꿈틀 하면서 소화를 하기 시작합니다.

▶ 식도에 있어야 할 친구가 우리에게 오는 원인은?

그런데 어떤 경우에 이 괄약근이 약화될까요? 먼저 많이 먹는 경우입니다. 가방에 짐이 많으면 잠글 수 없는 것처럼 위의 용량보다 많이 먹으면 넘치게 됩니다. 또 술을 많이 먹는 경우입니다. 술을 많이 먹으면 사람에 따라서는 구토를 하게 되고 이 구토의 과정을 자주 겪으면 식도의 괄약근도 약해지고 식도 자체에도 상처가 생깁니다. 그리고 마지막으로는 몸통이 가는 사람입니다. 한의학에서 이런 체형을 두고 체질적으로는 소음인이라고 하고 '위소'하다고 말하며 소화기능이 떨어진다고 말합니다.

▶ 자기 몸은 자신이 한 번 살펴봐요~

체형을 두고 그 사람의 병을 100% 예단하는 것은 맞지 않으나, 배를 한번 만져 봅시다. 복각(갈비뼈 사이의 각도, 보통은

100~120?°)이 좁고 흉곽이 좁게 내려오는 사람 중에 진짜 나는 과식해도 상관없고 뭐든지 잘 먹는다는 사람 있습니까? 뚱뚱한 사람도 많지 않을 겁니다. 이런 체형의 사람은 내장 사이의 공간이 충분할 수가 없습니다. 생각해 보십시오. 좁은 방에 사람이 여러 명인데 발 뻗고 잘 수 있습니까? 위도 마찬가지입니다. 이런 사람의 위는 음식이 들어와도 충분히 꿈틀꿈틀할 공간이 확보되지 않습니다. 위 자체가 여유가 없으면 음식물이 어디로 갈까요? 예, 당연히 다시 식도로 넘어갈 가능성이 많아집니다.

▶ **날씨는 같아도 너와 나의 불쾌지수는 다르다!**

마지막으로 건조함에 대해서 생각해 봅시다. 사막에 가면 사람은 덥고 건조해서 헉헉거리지만 낙타는 아무렇지도 않게 쉬고 있습니다. 낙타와 사람의 차이 정도는 아니지만 사람마다도 이런 차이는 존재합니다. 누구는 건조하고 목마르다는 곳에서 어떤 이는 '그렇긴 한데 그 정도는 아니다'라고 말하는 사람도 있습니다.

▶ **사람마다 건조함의 정도가 다른 이유**

한의학에서는 외부의 자연환경을 뜻하는 육기(風寒暑濕燥火: 바람, 추위, 더위, 습함, 건조함, 불)와 이에 상응하는 내부의 육기가 있다고 합니다. 사람마다 느끼는 이런 건조함의 차이는 인체 내부에 존재하는 '水'와 '火'의 차이 때문입니다. 소방관은 화재 진압 시에 물이 충분하면 불을 쉽게 끄지만 그 반대로 불이 강하고 물이 별로 없으면 불을 끄지 못하게 됩니다. 뜨거운 공기는 올라갑니다. 인체도 마찬가지로 이 '火'의 기운이 상대적으로 '水'의 기운보다 강하다면 인후부위가 건조해지고 기관지에도 염증이 잘 생기게 됩니다. 비가 오지 않고 햇볕이 지속적으로 강하면 물이 말라서 사막화되기 싶고 또한 불이 잘 나는 것과 같은 이치입니다.

▶ **옛날 우리 책엔 이런 말이**

옛 한의학 고서에 기침의 원인으로 '腎不納氣'라는 말이 있습니다. 신장이 기를 수납하지 못해 기침이 된다…. 처음에 무슨 말인지 이해가 안 되었습니다. 신장(腎)은 한의학에서 물의 대사를 주관하는 기관으로 봅니다. 즉 신장의 물기운이 인체의 화기운을 원만히 제어하지 못하면 화가 올라와서 인후를 건조하게 만들고 이런 환경에서는 기침이 잘 생긴다는 뜻입니다. 기침을 오래 연구하면서 깨달은 한 구절입니다.

▶ **기침은 김치?**

이쯤 편지를 쓰고 나니 이제 치료의 단계로 넘어가도 되겠다는 생각이 듭니다. 제 스스로도 왜 이렇게 편지가 길어졌나를 생각해보니 기침이야말로 호흡기 질환의 김치이기 때문입니다 (발음도 비슷하군요). 호흡기 환자 중에 기침이 없는 사람은 없습니다. 우리의 식탁에 김치가 빠질 수 없는 것처럼요. 모든 호흡기 환자가 가지고 있는 증상이자 호흡기 질환을 파악하는 주요 열쇠가 기침입니다. 기침을 치료하는 길을 살펴보면 다른 폐질환을 치료하는 길이 보입니다. 그래서 편지가 길어졌습니다.

특별편지3 기침 치료하는 의사가 되어보기

실제로 기침의 원인 질환에 대응한 자세한 치료의 과정입니다. 본인이 어느 그룹에 속하는지 아니면 하나의 그룹이 아닌 복수의 그룹에 속하는지 스스로 판정해보시고 치료 또한 어떤 과정을 거치면 되는지 본인이 한번 판정해 보세요.

3대 질환에 따른 기침 치료의 자세한 과정

기침 치료의 개요				
구분	가래 콧물 O		가래 콧물 X	
	알레르기 O	알레르기 X	마른기침	
	A그룹	B그룹	C그룹	D그룹
해당 경우	일 년 내내 또는 자주 콧물을 흘리는 비염환자. 천식환자	흡연자. 기관지염, 기관지확장증 등의 기타 폐질환	원인이 없는데… 단순 감기 뒤, 건조한 계절. 황사. 먼지多.	상체를 숙였을 때, 소화기 약한 환자(식사 후)
각개 전투	알레르기치료	거담제	보습	소화제
질환	천식, 후비루			GERD
중요 전투	보음 + 숨편환			
전투 결과	기침 STOP!			

▶ 가래부터 있는지 보자

기침의 원인을 열심히 공부했으니 치료도 한결 수월한 겁니다. 많은 논문을 보면 '만성기침의 주요 원인으로 크게 천식, 후비루, 역류성 식도질환 3가지를 들고 치료는 가래의 유무에 따라 구분해서 한다.'라고 적혀 있습니다. 원인은 이러저러한데 치료는 갑자기 가래가 거론되는 것이 이상할 수도 있지만 우리는 기침을 일으키는 진짜 원인을 살펴보았기에 이해를 할 수 있습니다.

▶ A군, B군 공통목표: 가래를 동반하는 기침은 가래부터~

가래의 유무는 중요합니다. 왜냐하면 가래를 동반한 기침은 앞에서 언급한 것처럼 모아둔 가래를 제거하는 중요한 일을 기침이 수행하고 있기 때문입니다. 이런 환자에게서 기침을 없애자는 것은 청소를 하지 않겠다는 것과 같은 소리입니다. 대신 소량의 가래가 나올 뿐인데 기침은 심하게 한다는 것은 물론 기침이 치료의 주요 대상이 되어야 할 것입니다. 아무튼 가래를 동반하는 기침의 경우 가래의 성상과 양을 반드시 확인하고 가래를 같이 치료해야 합니다.

▶ A그룹: 가래와 콧물의 원인이 알레르기라면…

가래와 콧물이 있는 기침 환자의 경우 알레르기 질환의 동반 유무를 살핍니다. 알레르기성 비염과 기관지 천식이 있는 환자의 경우 기침만 잠시 멈춘다고 해서 환자의 건강이 회복되었다고 볼 수 없습니다. 콧물과 가래가 다시 만들어지면 기침을 다시 하는 것은 시간문제입니다. 알레르기 질환은 비염이 심해지면 천식이 생길 수 있고 천식이 심해지면 다시 알레르기 비염이 생길 수도 있습니다. 또한 알레르기 질환에 한번 발동이 걸리면 알레르기성 비염, 기관지 천식, 알레르기성 결막염, 아토피가 연이어 생길 수 있으며 이러한 양상을 알레르기 행진(allergic march)이라고 합니다. 알레르기 즉 면역의 과민반응으로 콧물, 가래가 생성되는 환자는 알레르기의 치료가 주요 포인트가 됩니다.

▶ B그룹: 알레르기 질환이 없는 가래환자의 치료

알레르기 질환이 없으며 가래가 많은 경우는 일반적으로 흡연자이거나 만성 기관지염, 기관지확장증 등의 폐질환을 가진 자가 대부분입니다. 이런 환자는 가래 자체를 줄여주면 병의 치료에도 도움을 주고 기침의 원인도 제거하는 것이기 때문에 가래를 제거하는 것에 중점을 둡니다. 한약의 거담제는 이러한 경우에 매우 효과적입니다. 양약의 거담제와 한약의 거담제의 차이는 특별편지에 자세히 설명 드리겠습니다.

▶ C군, D군 공통목표: 대세는 마른기침!

그러면 마지막으로 "저는 가래도 없고 콧물도 없어요." 하는 환자는 어떻게 치료해야 할까요? 이런 기침을 가래와 콧물이 없기 때문에 일반적으로 '마른기침'이라고 말합니다. 실제로 보면 이런 마른기침 환자가 아주 많습니다. 가래와 콧물이 많으면 그 증상이 더 불편하기 때문에 이미 병원에 가서 진단명을 받아서 옵니다. 그리고 기침보다는 가래와 콧물의 증상에 더 초점을 맞추고 치료하기 때문에 기침을 주요 증상으로 호소하지를 않습니다. 다른 증상이 없이 기침만 있는데 이상하게 없어지지 않으니까 그때 병원을 방문하는 경우가 많습니다. "간질간질하고 뭐가 있는 것 같고… 그런데 기침해도 안 없어져요. 병원에서도 원인은 모른대요. 그냥 약주고 물 많이 마시라고 하더라고요." 제가 환자에게서 가장 많이 듣는 이야기입니다.

▶ D그룹: 마른기침? 넌 나의 호구야! GERD부터 해결!

이런 마른기침은 증상이 없으니 어떻게 접근해야 될지 모르겠다고요? 당장은 증상이 없어서 치료의 힌트가 보이지 않을 수도 있지만 우리는 기침을 상세히 공부하면서 이미 그 해답을 알고 있습니다. 이런 환자 중의 일부(10~20%)는 소화기와 관련이 있는 환자가 있습니다. 요전에 신물이 올라와서 기침수용체를 자극한다고 했는데 이때 신물이 뱉어낼 정도로 많이 올라오는 것은 아닙니다. pH가 다른 소량의 위액이 식도와 기도 사이를 자극하고 기침수용체를 예민하게 만듭니다. 뱉어낼 정도로 뭐가 올라오는 것이 아니기 때문에 환자는 원인을 모르는 것이고요. 대신 이러한 환자는 식사 후, 먹고 바로 누웠을 때, 신발끈을 묶는 등의 상체를 숙이는 자세에서 더 자극을 많이 받고 기침을 하기 때문에 이러한 문진과 체형을 살펴서 가려낼 수 있습니다. 치료는 생활교육과 한약치료를 병용합니다. GERD(역류성 식도질환)환자는 기본적으로 과식을 하지 않고 자극적인 음식을 피해야 합니다. 또한 먹고 나서 바로 눕지 않고 대신 가볍게 걷기 등을 실천해야 합니다. 그리고 한방소화제가 필요합니다. 이 그룹에는 소화력이 떨어지는 환자가 많기 때문에 위 자체의 운동성을 도울 수 있는 한약치료가 병행되어야 소화도 잘 되고 부족한 소화력이 원인이 되어서 만들어지는 가래도 줄어들게 됩니다.

▶ **C그룹: 마른기침, 너를 적셔주마~**

마지막으로 '증상은 없다. 소화도 좋다. 신물? 그런 건 뭔지도 모른다. 그런데 기침은 한다'는 환자를 봅시다. 이 경우를 마지막에 소개해서 그렇지 실은 가장 많습니다. 이런 환자의 병력청취를 자세히 해보면 얼마 전에 감기를 앓았거나, 황사나 먼지가 많은 공간에서 잠시 동안 콧물 가래를 경험했을 가능성이 많습니다. 때로는 그런 사실이 없을 수도 있지만 상관없습니다. 그것이 문제를 해결하는 핵심은 아닙니다. 핵심은 벌써 이름에 힌트가 있지 않습니까? 바로 '마른'입니다. 건조한 인후 환경은 진득한 콧물이나 가래의 경험이 없다고 하더라도 정상적인 기도점막의 점액조차 마르게 합니다. 그리고 이렇게 말라붙은 점액과 건조한 인후 환경은 기침수용체를 예민하게 합니다. 원인이 마른 것이니 치료는 젖게 하면 되겠지요? 그래서 의사선생님이 일단 물을 많이 먹어 보라고 하는 것입니다.

▶ **선생님, 물 많이 먹는 거 그것 밖에 없나요?**

가장 좋은 상태는 환자 본인이 기침을 하여 객담이 잘 배출될 정도로 점성 상태가 적절히 조절되는 것인데 이것이 아직 양약으로는 불가능하기 때문에 일단 물을 많이 먹어보라고 하는 것입니다. 그러니 이게 말이 '일단'이지 실은 치료의 '핵심'입니다. 양약 자체로는 인후를 습하게 하여 객담이 용이한 상태로 만드는 것이 힘들기 때문입니다. 가래가 끈적하다고 판단해서 투여하는 양약의 점액용해제나 거담제는 그 작용의 기전이 점액을 구성하는 단백질을 분해시키거나 pH를 변화시키거나 점액분비를 많이 하도록 분비선을 자극하는 방식입니다. 이런 방식은 점액의 점성을 너무 감소시켜 아예 물처럼 흘러내리게 하여 때로는 뱉기도 힘들고 오히려 폐로 흡인될 수도 있고 기관지수축을 유발하기도 하는 등 부작용이 있을 뿐만 아니라 원래의 목적인 가래를 묽히는 효과도 아직 확실하지 않습니다. 또 "마지막으로 이것 말고는 없어요" 하면서 주는 '빨간물약' 이 있는데 몇몇 분들은 아마 보셨을 겁니다. 이 약은 기침 중추를 잠깐 마취하는 약입니다. 기침을 한다고 아예 기침 중추를 마비시키는 것은 개가 짖는다고 수면제를 먹이는 것과 같습니다. 그러면 집은 누가 지킵니까?

저는 이렇게 합니다
▶ **기침 치료의 3인방: ①한약사탕 ②한약훈증기 ③농축한약**
제일 중요한 것은 기도를 적절하게 가습하는 것입니다. 너무 건조해서도 안 되고 너무 축축해져서 분비물이 많아져도 안 됩니다. '적절히'가 중요합니다. 원인이 무엇이 되었건 간에 기도가 적절히 가습하면 일단 기침은 멈춥니다. 예민해진 섬모와 기침수용체가 잡힙니다. 누가 그 역할을 하느냐? 양약으로는 적절한 정도를 맞출 수가 없습니다. 물을 많이 먹는 것으로는 부족합니다. 아무 특성이 없는 물은 소변으로 나갈 뿐입니다. 물을 많이 먹어서 건조함을 없애려면 정수기 한통을 마셔도 확신할 수 없습니다. 인체는 살아 있고 살아 있는 생물은 생약의 도움을 얻으면 적절함을 스스로 유지할 수 있습니다. 한약사탕과 한약훈증기가 적절함을 만들 수 있습니다. 한약사탕은 가래를 제거하는 한약성분에 목을 시원하게 하는 박하와 꿀이 섞여 있어서 기침의 원인도 제거하고 기침 수용체를 진정시키고 기침에 지친 목을 보호해줍니다. 한약훈증기는 기존의 한약과는 달리 기관지로 직접 흡수되어 기관지의 청소작용을 도와줍니다. 기관지의 점막에는 건강한 점액이 흐르는 것이 중요하고 기관지에 직접 작용하는 한약이 효과적입니다. 그리고 마지막 농축한약으로는 기침의 근본 원인을 잡아줍니다. 설명 드린 것처럼 기관지 점막의 건조함을 야기하는 근본적인 원인을 바로잡아야 재발을 억제할 수 있습니다. 농축한약은 기존의 한약과는 달리 농축되어 있으며 약효도 진하지만 진득한 형태로 약의 기운이 인후에 오래 남습니다. 복용 후 따뜻한 물을 조금씩 삼켜보시면 약의 기운이 인후로 퍼짐을 느낄 수 있습니다.

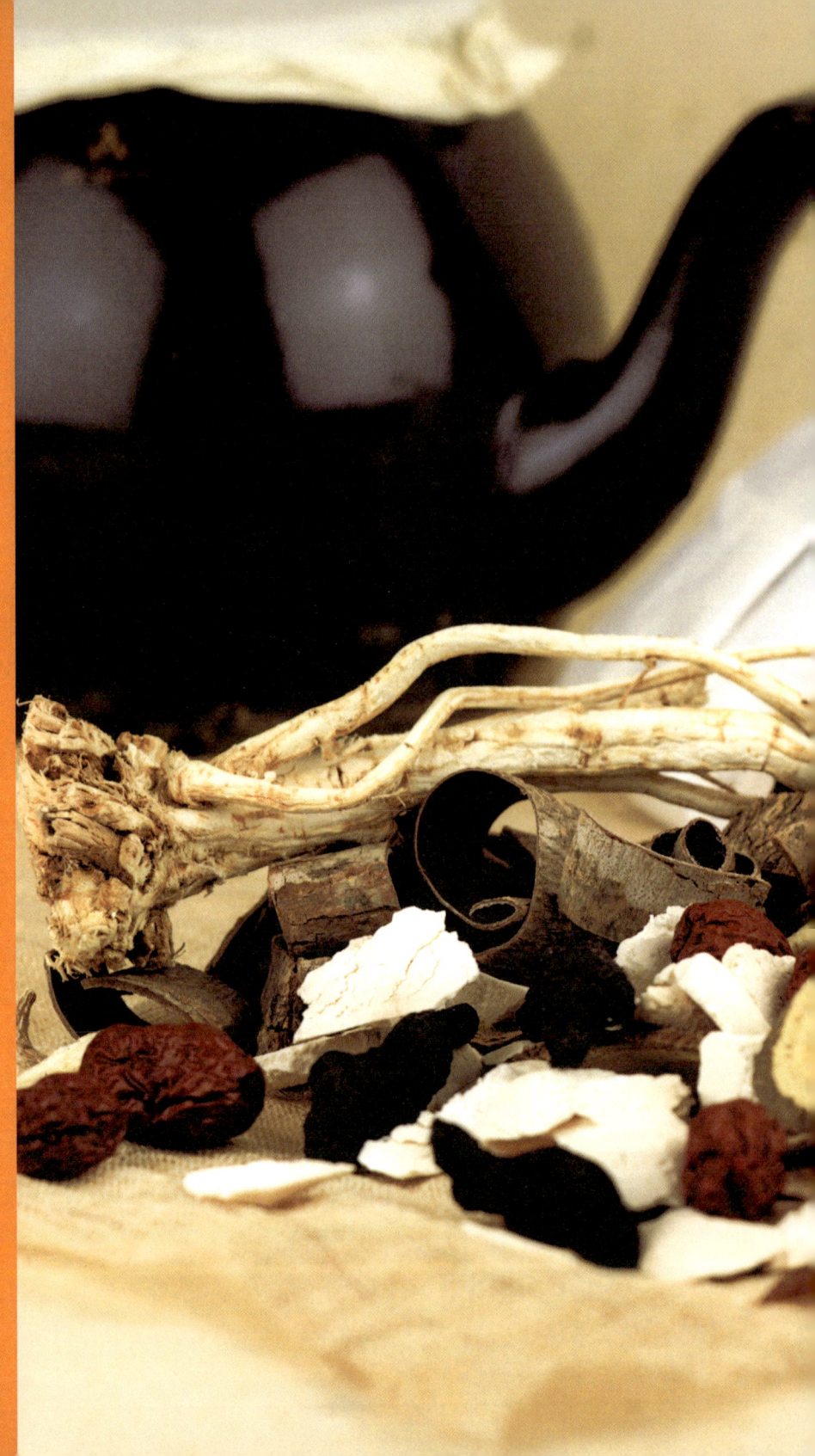

Chapter 2

기관지확장증 (Bronchiectasis)

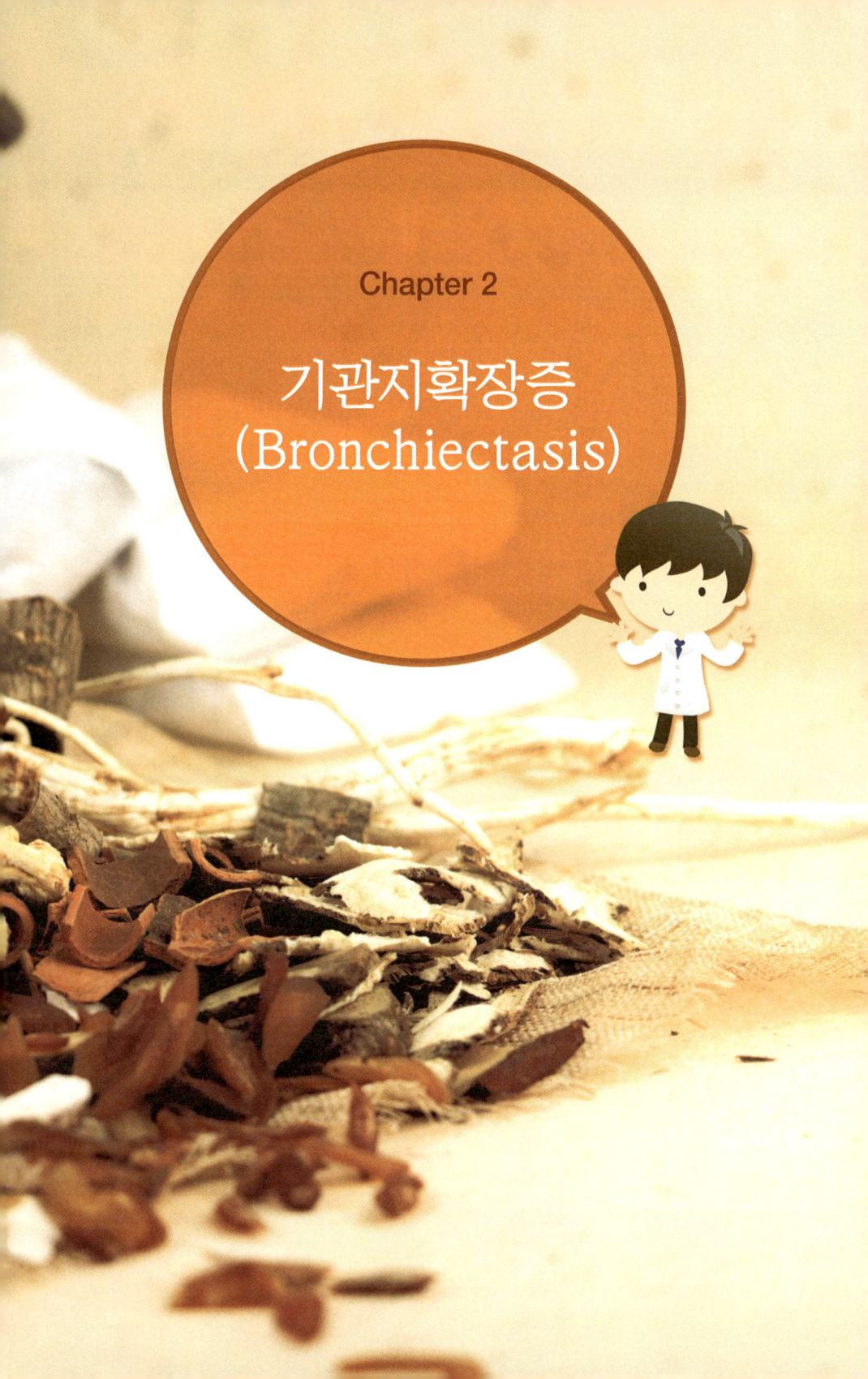

CHAPTER 2. 기관지확장증(Bronchiectasis)

기관지확장증 사진

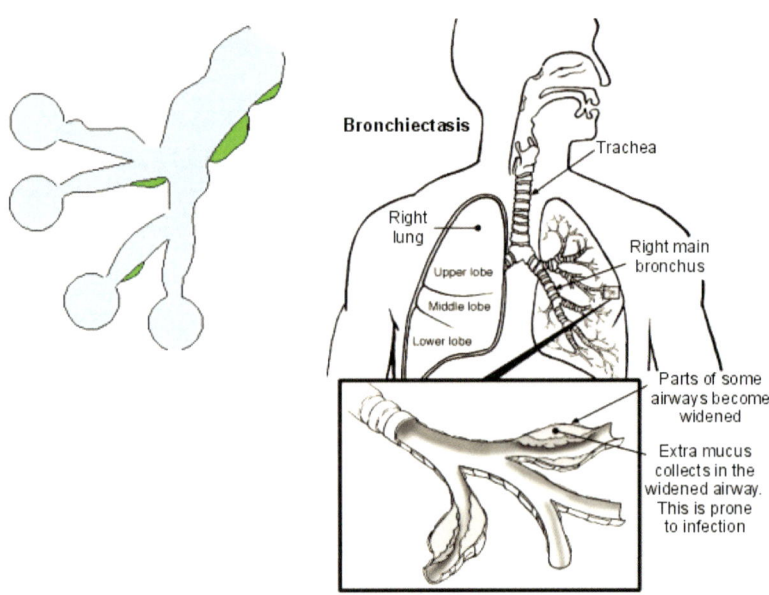

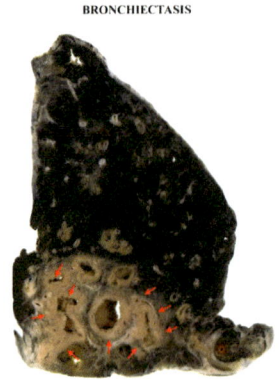

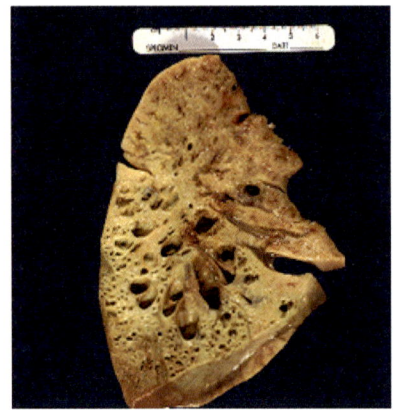

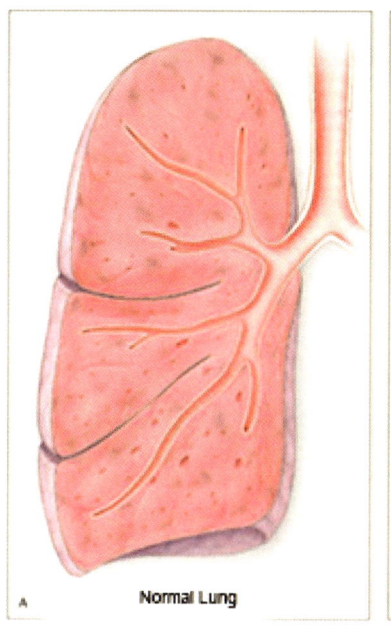
Normal Lung

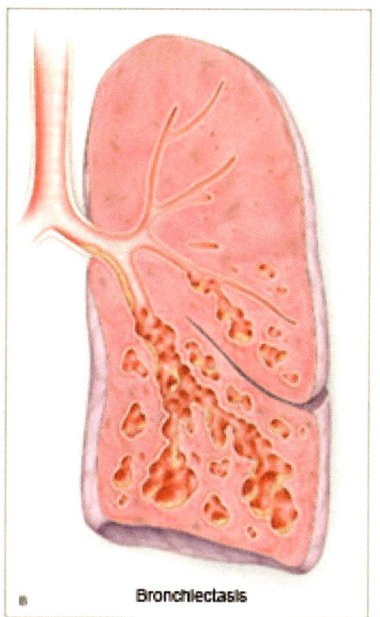
Bronchiectasis

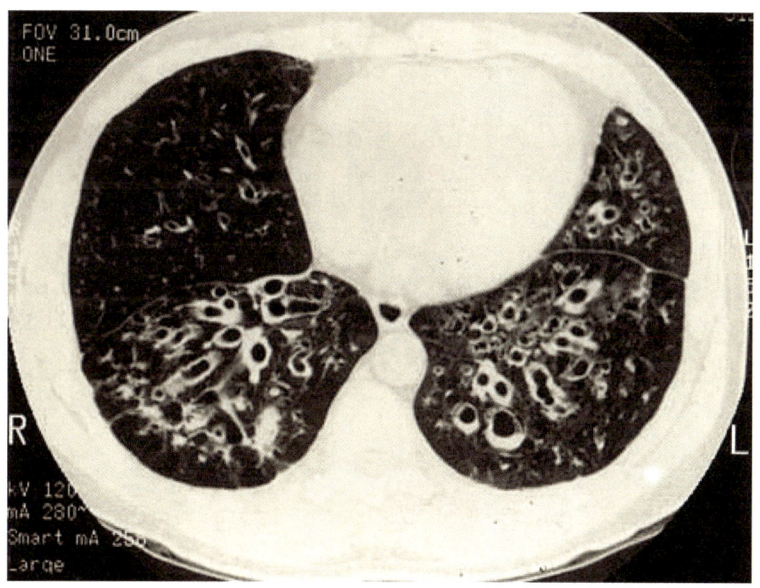

CHAPTER 2. 기관지확장증(Bronchiectasis)

1. 기관지확장증의 개요

■ 기관지확장증이 뭔가요? 그거 좋은 거 아니에요?

기관지확장증은 말 그대로 기관지의 내경이 확장되어진 질병입니다. 주로 아주 작은 기도보다는 주로 직경 2mm이상의 기관지나 소기관지에서 일어나는 경우를 말합니다. 기관지가 확장되었으면 길이 넓어진 것이고 그러면 공기도 드나들기 좋고 소통도 원활할 것이니 더 좋은 거 아니냐고 생각하실 수도 있습니다.

■ 구멍 난 빨대?

하지만 그렇지 않습니다. 전체 기도의 내경이 넓어지는 것이 아니라 잘 유지되고 있던 파이프의 어느 한 부분이 어그러져서 늘어나 버린 겁니다. 기도는 탄력성을 유지하기 위한 근육층과 탄력층이 있는데 어떤 원인으로 인해 이 층이 파괴되어서 탄력성을 잃고 너덜너덜해진 것입니다. 앞에서 언급한 것처럼 기도에 있는 섬모층은 가래를 모아서 제거하는 역할을 하는데 이렇게 기도 점막이 손상된 부분이 있으면 그 부분에서 가래가 더 이상 모여서 올라가지 못하고 그 부위에 고이게 됩니다. 혹시 구멍이 난 빨대로 음료수를 드셔보셨나요? 구멍이 난 부위 때문에 음료수가 잘 빨아지지도 않지만 그 구멍 난 부위로 음료수가 새기도 합니다. 완전한 비유라고 할 수는 없지만 기관지의 한 부분일지라도 이러한 결손은 전체 기도의 컨디션에 영향을 미치게 됩니다.

■ 기관지 조금 확장된 거 가지고 왜들 그러세요?!

그러면 이런 작은 부분적인 결손이 왜 그렇게 문제가 될까요? 학창시절에 선생님은 떠드는 학생이 있으면 뒤에 나가 있으라고 합니다. 왜죠? 옆에 있는 학생까지 떠들고 말하게 만들기 때문입니다. 늘어난 기관지가 바로 이 떠드는 학생의 역할을 합니다. 늘어난 기관지에는 섬모의 에스컬레이터 작동이 되지 않고 가래가 모입니다. 이렇게 모인 가래는 오염원으로 작용하고 옆에 있던 정상적인 기관지까지 파괴하기 시작합니다. 그리고 이렇게 한번 늘어나 버린 기관지는 영구적으로 확장되어 다시 건강한 기관지로 돌아올 수가 없습니다. 이것이, 어릴 때 떠드는 학생이야 철이 들면 괜찮아 지겠지 하고 그냥 둬도 되지만 기관지확장증은 증상이 있을 때 반드시 치료해야 하는 이유입니다.

CHAPTER 2. 기관지확장증(Bronchiectasis)

2. 기관지확장증의 원인

■ 왜 생겼을까요? 선천적 요인

　그러면 기관지확장증은 왜 생겼을까요? 크게는 선천적 요인과 폐질환 요인 이 두 경우를 들 수 있습니다. 먼저 선천적 요인입니다. 이러한 경우에는 유전적인 요소가 작용을 합니다. 대표적으로는 카타게너 증후군이나 Alpha 1-antitrypsin 결핍증 등이 있습니다. 카타게너 증후군은 우리 몸의 섬모가 장애를 일으키는 질환으로 기관지뿐만 아니라 섬모가 있는 다른 곳도 영향을 받는 질환입니다. 그래서 섬모가 있는 부비동과 정자에도 문제를 일으켜 부비동염과 불임이 기관지확장증과 동반할 수 있는 유전적 질환입니다. 그리고 Alpha 1-antitrypsin 결핍은 폐기종의 원인이 되기도 하는 질병입니다. 폐포를 주로 구성하고 있는 물질은 단백질인데 우리 몸에는 이 단백질을 분해하는 효소와 분해를 막는 효소가 균형을 이루고 있어서 폐포가 파괴되지 않고 유지가 되고 있습니다. 그런데 유전적 요인으로 단백분해효소의 활동을 막아주는 Alpha 1-antitrypsin이 결핍되게 되면 폐포와 기관지를 구성하는 물질이 파괴되어 폐기종이 생기기도 하고 기관지확장증이 생기기도 합니다. 이러한 유전적 요인은 안타깝게도 현재로서는 별다른 대책이 없으며 일단 기관지확장증의 증상을 최소화하는데 초점을 맞추어야 합니다.

■ 왜 생겼을까요? 폐질환 원인

　기관지확장증이 생기는 두 번째 큰 원인은 폐의 질환들입니다. 주로 결핵과 폐렴을 들 수 있습니다. 결핵은 과거 유병률이 높았지만 지금은 많이 낮아졌습니다. 하지만 아직 많은 환자는 결핵으로 고통 받고 있으며 기관지확장증의 주요 원인 질환입니다. 지금은 결핵이 완치되었다고 하더라도 결핵을 앓는 동안 기관지와 폐포는 파괴되고 상처가 남습니다. 이렇게 상처를 받았던 부위가 기관지확장증의 병소가 되는 것입니다. 폐렴도 마찬가지입니다. 폐렴을 앓는 동안 폐렴균에 의해 괴사성 염증이 생긴 곳이 기관지확장증의 원인이 됩니다.

CHAPTER 2. 기관지확장증(Bronchiectasis)

3. 기관지확장증의 핵심 및 치료

■ 기관지확장증은 증상의 관리가 초점!

　기관지확장증은 그러면 어떻게 다루어야 할까요? 사실, 원인을 알면 원인을 제거하는 것이 가장 바른 치료법이 되겠지만 알아본 바와 같이 기관지확장증의 원인은 선천적이거나 아니면 먼저 생겼던 폐질환 때문인 경우가 많습니다. 유전적인 것은 본인의 의지대로 할 수 있는 부분이 아니고 흡연 같은 경우는 의지를 발휘하여 금연이라도 하지만 결핵, 폐렴 등의 폐질환은 예방하면 좋지만 벌써 생겨버린 걸 어떡하겠습니까? 그러므로 기관지확장증은 원인 제거보다는 증상의 관리가 초점이 되는 것입니다. 또한 증상만 잘 관리해주면 더 이상 악화를 방지할 수 있기도 합니다.

■ 가래! 난 한 놈만 노려!

그러면 우리가 관리하고 신경써야할 증상은 무엇일까요? 정답은 가래입니다. 가래와 동반되는 증상으로 기침, 객혈, 체중감소, 빈혈, 전신쇠약감, 미열, 도한(식은땀) 등이 있을 수 있지만 가래의 상태가 좋아지면 나머지 증상도 차도가 있기 때문입니다. 기관지확장증 환자는 기관지의 파괴된 부분으로 인해 필히 가래가 많이 생깁니다. 특히 자고 일어난 아침에는 가래가 많이 모입니다. 중력의 방향으로 한군데로 모아지기 때문이지요.

■ 자기 가래는 자기가 보자!

그리고 이 가래를 뱉어서 24시간 정도 모아보면 3층으로 나누어집니다. 헉! 지저분하다고요? 그렇게 보일 수는 있지만 자신의 병은 자신이 가장 잘 알고 있어야 하겠지요. 이렇게 모인 가래를 살펴보면 가장 위층은 거품이 많고 옅은 색이고 아래층으로 갈수록 찌꺼기가 많고 탁할 것입니다. 증상이 악화되면 이 아래층의 찌꺼기가 더욱 많아지고 색깔도 탁해지며 끈적거림이 심하게 됩니다. 즉 맑은 물에서 오염이 심한 폐수로 변하는 겁니다. 환자 여러분이 만약 기관지확장증을 잘 관리하고 있다면 가래의 양은 완전히는 아닐지라도 점진적으로 줄어야 하며 아래층의 농성의 가래의 양이 많아져서는 안 됩니다. 화농성 가래의 양이 줄면 당연히 다른 감염의 위험도 줄어들고 덜 끈적거리게 되기 때문에 배출도 원활히 됩니다.

■ 코피 터지면 진 거야!

초등학교 때 싸움이 벌어질 경우 코피가 터지면 바로 진 것으로 간주합니다. 몇 대 더 맞더라도 일단 상대방이 코피가 터지면 위너로 대접받게 됩니다. 상대방도 일단 자신이 코피가 난 것을 알면 알아서 주먹을 접습니다. 참 신기한데요… 이런 것을 보면 사람의 피에 대한 두려움은 본능적인 것도 같습니다. 기관지확장증 환자도 그렇습니다. 본인이 가래가 심하게 생기더라도 사실 병원을 찾지 않는 환자가 많습니다. 그러다가 갑자기 가래를 뱉었는데 피가 보이면 그제야 병원을 찾는 경우가 많습니다. 피를 보니까 이제야 걱정이 되는 겁니다. 폐질환에서의 객혈은 소화기 질환에서의 토혈과 다르게 피가 선홍색의 선명한 색을 띠기 때문에 환자들에게 겁을 줍니다. 이것이 그나마 객혈이 가지고 있는 순기능이라고 해야 할까요. 소화기관에서의 출혈은 완전히 붉기보다는 소화기관을 거치면서 검게 되거나 소량일 경우 표시가 나지 않기도 합니다. 그리고 구토로 확인하기보다는 대변에 섞여서 나가기 때문에 빈혈이 생길 때까지도 모르는 경우도 있습니다.

■ 선빵을 날려라!

기관지확장증 환자의 객혈은 기관지의 병소에서 정상 점막층이 파괴되면서 그 주위의 혈관이 노출되고 이런 상황에서 기침 등의 자극에 의해 혈관이 터지기 때문에 생깁니다. 물론 기관지확장증이 심해지면 이렇게 노출되는 혈관이 많아지기 마련이며 치유가 되지 않으면 이렇게 출혈된 혈액도 감염의 원인이 될 수 있습니다. 해드리고 싶은 말은 환자분은 이제 초등학생이 아니므로 피가 난다고 그때서야 치료하겠다고 나서지 마시고 가래를 봐가면서 미리 치료하시라는 겁니다. 피가 나면 이미 진거잖습니까.

CHAPTER 2. 기관지확장증(Bronchiectasis)

저는 이렇게 합니다

■ 마지막 남은 케첩까지 짜려면…

기관지확장증 환자는 일단 만들어지는 가래를 잘 배출되게끔 도와줘야 합니다. 그래서 많이들 활용하는 방법이 체위 배출법입니다. 기관지가 완전치 않아서 가래 배출에 어려움을 겪는다면 중력의 도움을 받아서 배출하는 방법입니다. 어떤 원리와 비슷하냐면 우리는 보통 케첩을 많이 쓰고 조금 남은 단계에서는 짜도 잘 나오지 않기 때문에 거꾸로 세워 둡니다. 그러면 천천히 내려온 내용물이 아래쪽 입구에 모이게 되고 조금만 압력을 가해도 쉽게 내용물이 나옵니다.

몸을 앞으로 숙이고 이 자세에서 등을 토닥토닥 두드려 주면 들 어붙은 가래도 잘 떨어지고 중력의 영향을 받아서 아래로 내려오 면 잘 제거가 되겠지요. 그런데 이런 자세를 제대로 하고 있기가 힘 들다는 환자분이 많습니다. 그래서 저는 기관지 확장증 환자가 가 래를 잘 뱉을 수 있도록 특별히 고안된 베개를 활용합니다. 머리와 가슴을 복부보다 낮게 만들어줘서 편하게 누워서도 가래를 제거할 수 있어서 머리를 숙일 때 유발되는 호흡곤란과 요통 등의 불편감 이 없습니다.

■ 가래와 객혈 모두 잡는다!

효과적인 한약 거담제를 농축한약의 형태로 투여합니다. 체위를 통한 가래의 배출은 현재 생기고 있는 가래의 제거는 잘 되지만 생 성되는 가래의 양 자체를 줄이지는 못합니다. 현재의 거담제라는 이름으로 쓰이는 점액용해제는 그 효과가 아직 뚜렷하지 않습니다. 기침의 치료에서 설명 드린 것처럼 한약의 거담제가 효과가 좋기 때 문에 가래의 제거가 초점이 되어야 하는 기관지확장증 환자에게도 환자의 성상과 증상을 구분하여 치료를 합니다. 그리고 객혈도 잘 치료해야 합니다. 객혈이 일어난 부위는 이미 그 부위가 찢어지고 약해졌다는 이야기입니다. 그 부분을 잘 지져주는 것이 중요합니 다. 그 역할을 한약을 태워서 만든 탄(탄소성분)을 활용하면 지혈 에 효과적입니다. 객혈이 있는 환자는 기존 치료에 더해 특별히 한 약탄을 활용합니다.

■ 치료의 효과는 가래의 양태를 살핌으로!

　가래를 효과적으로 제거하는 것이 기관지확장증 치료의 핵심이므로 치료의 성과도 가래를 통하여 확인합니다. 이때 가래의 양과 성상 두 가지를 모두 확인합니다. 가래의 양도 줄어야겠지만 어떤 식으로 줄고 있느냐는 것도 중요합니다. 가래의 양이 줄었지만 화농성이 더욱 심해지고 찐득해진 것을 일방적으로 좋다고 할 수는 없기 때문입니다. 화농성 변화가 없는 가운데 양이 줄어야 합니다. 본원에서는 3주에 한번 내원하며 내원하는 날은 환자에게 제공한 규격의 용기에 내원전날 24시간 동안 모은 가래를 담아서 옵니다.

■ 나머지 증상도 중요하게 기록!

　또한 많은 기관지확장증 환자가 호소하는 제반증상인 전신피로감, 미열(특히 늦은 오후에), 체중감소 등도 살피게 됩니다. 병을 이겨내는 힘을 한의학에서는 정기(正氣)라고 하는데 위의 징후들은 정기가 훼손되었음을 나타내는 지표들이기 때문입니다. 정기가 잘 유지되고 있거나 정기가 강해지면 당장은 가래의 양이 큰 변화가 없더라도 좋아질 가능성이 높아집니다. 내원하는 환자들은 이러한 징후들도 삶의 질 설문지를 통해 객관성을 확보해두게 됩니다.

특별편지4 　한약의 거담제 vs 양약의 거담제

▶ 출중한 개인기

가래는 호흡기 질환을 앓고 있는 대부분의 환자가 가지고 있는 증상 중 하나입니다. 가래를 잘 치료하는 약제가 많다는 것은 1:1 능력이 우수한 선수가 많다는 것과 마찬가지입니다. 개인기가 뛰어난 선수가 많은 팀은 전술만 잘 짠다면 우수한 팀이 될 가능성이 많은 팀입니다. 훌륭한 거담제가 많다는 것은 호흡기 치료의 승리자가 될 가능성이 높다는 이야기입니다. 양약의 거담제부터 알아봅시다.

양약의 거담제
▶ 거담제? No 점액조절제? Yes

앞의 기침편을 열심히 읽은 사람은 만성기침으로 내원하는 환자 중에는 '마른기침' 환자가 많다는 것을 알 수 있습니다. 가래를 동반하지 않았다고 해서 '마른기침'이라고 표현하는데 이런 환자에게도 의사선생님은 진해거담제를 줍니다. 진해(鎭咳)라는 것은 말 그대로 기침을 멈추게 한다는 말이니 이해하겠는데 가래가 없는데 거담제라니 뭔 소리냐 하겠지만 이는 '거담제'라는 용어가 만든 오해니 '점액조절제'라는 정확한 명칭으로 부르는 것이 옳겠습니다. 어떤 약이 어떤 특징이 있다는 것을 알아야 상황에 맞게 골라 쓸 수 있으니 그러면 먼저 점액조절제부터 알아봅시다.

▶ 점액조절제

점액조절제에는 크게 세 가지 종류 있습니다. 점액의 농도를 묽히기 위해서 쓰는 두 가지(점액용해제, 거담제)와 섬모의 활동성을 높이는 한 가지(점액이동제)입니다.

점액용해제(mucolytics)의 목적은 기관지의 점성을 감소시키는 것, 즉 묽게 하는 것입니다. 점액의 점성이 높아져서 문제가 생겼으니 그러면 다 떠나서 점액 자체를 어떻게 할 수 없을까 하고 연구한 겁니다. 연구된 방법에는 크게 점액은 단백질로 이루어져 있는데 이 단백질을 분해하는 것, pH를 조절하여 점액의 당질결합을 느슨하게 하는 것, 점액끼리 잘 달라붙게 만드는 매개체인 물질(disulfide 결합)을 다른 것(SH기)으로 치환하여 서로 안 달라붙게 하는 것이 있습니다. 첫 번째는 점액뿐만 아니라 모든 단백질을 파괴하므로 현재 사용하지 않고 두 번째도 기관지에 자극을 줄 수 있어 많이 활용하지 않습니다. 주로 세 번째의 방법으로 점액 조절을 시도합니다.

거담제(expectorant)는 점액분비를 많이 하게 해서 점액을 묽히는 겁니다. 보통 위장미주반사(Vagal gastric reflex)를 자극하는 약물을 씁니다. 위에 대한 자극을 주었더니 점액이 많이 분비되는 것을 활용한 겁니다. 소화기에 부담을 주는 것을 줄이기 위해 직접 기관지로 흡입 투여하기도 합니다.

점액이동약제(mucokinetics)는 섬모의 활동성을 증가시켜 분비 배설을 돕겠다는 것인데 기관지확장제, 표면활성제, 콜린성 약제 등을 활용합니다. 원래 섬모의 기능은 섬모가 잠겨있는 용액 층(sol층)이 알맞은 두께와 점도를 유지할 때 가장 개선됩니다.

▶ **기능만 좋다면 내가 담 눈감아 주려만…**

지금까지 크게 세 종류의 점액조절제를 살펴보았는데 결과적으로 약의 효과가 만족스럽냐면 그렇지 못합니다. 양약의 장점은 단점이 있더라도 기능이 강력하다는데 있었는데 점액 조절제의 문제는 기능이 시원치 않다는 것입니다. 논문을 찾고 전공서적을 봐도 실험실에서는 효과가 있는데 인체에 적용하면 효과가 없다는 말이 많이 나옵니다. 점액용해제(mucolytics)는 많이 쓰이기는 하지만 적절한 정도의 점성을 장담할 수 없고 거담제(expectorant)는 분비를 많이 시켜서 가래를 제거하겠다는 생각은 점액자체만 문제를 삼고 그 결합상태를 변화시키겠다는 발상보다는 바람직한데 효과가 없습니다. 그리고 세 번째 점액이동약제(mucokinetics)는 사실 첫 번째 두 번째 약제들이 별 효과가 없다는 것의 반증입니다. 책에서도 말하듯이 섬모가 잠겨있는 층의 점도만 개선되면 섬모는 알아서 자기기능을 발휘하는 녀석인데 첫 번째 두 번째 약제들을 써도 효과가 없으니 기관지확장제, 표면활성제도 써보다 오죽하면 항생제를 쓰는 경우가 있다는 설명까지 나옵니다. DNA가 점성이 높은 물질이니 세균이 죽으면 DNA도 파괴되고 그러면 점성이 떨어져서 좋지 않겠냐는 생각인데 나쁜 세균이 있는지 없는지도 확실치 않은데 이러다 정상세균층이 죽을지 어떻게 압니까?

▶ **2군에 있어라**

양약이 다 나쁘다는 것이 결코 아닙니다. 당뇨약을 먹다보면 복부비만이야 생길지라도 일단 혈당은 떨어지는 경우가 많고 혈압약도 종류에 따라 손 떨림 등의 부작용이 있으면 어떻습니까? 일단 혈압이 잡히면 됐지요. 기관지확장제만 하더라도 효과가 좋습니다. 심장에 조금 부담을 준다 한들 일단 환자가 느끼는 호흡곤란을 개선시키는 본연의 임무는 잘 합니다. 그런데 양약의 거담제는 본연의 임무를 잘 하지 못합니다. 기량자체가 아직 부족합니다. 경기에 투입할 만하냐고요? 글쎄요… 제가 그 쪽 감독은 아니지만….

▶ **선생님 한쪽만 공부한 것 같은데요?**

그동안 점액조절제(흔히들 말하기를 거담제)에 대해 알아보았는데 뭔가 좀 허전하지 않나요? 기침의 원인이야 주로 끈적해진 점액에 있으니 묽히거나 더 분비하는 약들이 위주인 것이 이해가 가는데 만성기관지염이나 기관지확장증 같이 가래가 많아서 문제인 질병에는 일단 가래의 양을 줄게 만들어야 하지 않겠습니까? 그런데 왜 점액조절제에는 가래를 없애는 약은 없나요? 이름그대로 '가래를 없게 한다: 거담제' 말입니다. 당연히 가져야 할 의문입니다. 이 부분에서 한약의 거담제와 양약의 거담제 차이가 있는 겁니다. 양약은 이 역할을 스테로이드와 항히스타민제에게 전적으로 맡깁니다. 저는 여기에 문제가 있다고 봅니다.

▶ 스테로이드는 개념 없는 휴전선언!

개인적으로는 이런 차이는 학문의 병에 대한 접근 방법의 차이에서 비롯된다고도 봅니다. 우리가 감기 끝에 가래를 뱉을 때 이 가래에는 백혈구 등 감염원과 싸우다 전사한 우리 몸을 지키던 애국장병이 대부분입니다. 염증의 결과로 만들어지는 것이지요. 그런데 이 가래 자체가 보기 싫다고 싸움을 못하게 한다면? 조국의 영토는 누가 지킬까요? 가래가 많이 생겨 오염원이 된다면 백혈구 등이 적게 죽고도 잘 싸울 수 있게 화력지원을 해주는 것이 합리적이지 않겠습니까? 염증은 조직 손상에 대한 반응으로 일어납니다. 가시에 찔리면 찔린 부위가 곪고 붓지만 시간이 지나면 농이 배출되면서 치유가 됩니다. 그런데 이러한 염증과정을 무조건 과민반응으로 보고 스테로이드를 쓰거나 항히스타민제를 쓴다는 것은 적절치 않습니다. 스테로이드와 항히스타민제는 미봉책입니다. 항히스타민제는 과민반응의 결과로써 분비되는 히스타민만을 잠깐 억제하고 있는 것입니다. 압록강 너머에는 중공군이 엄청 넘어올 대기태세인데 압록강 철교만 잠깐 파괴해 놓은 겁니다. 그리고 이 다리는 약의 유지기만 지나면, 즉 시간만 지나면 자동 복구되는 다리입니다. 항히스타민제는 과민반응이 일어나는 진짜 원인(면역계의 불안정)은 다스리지 못하며 스테로이드는 일단 덮어놓고 휴전하자는 겁니다. 스테로이드는 무조건 염증을 억제하기 위해 그 과정에서 조직의 혈관신생 및 혈류흐름을 억제합니다. 휴전해 있는 동안 북한처럼 못살고 알아서 찌그러지면 좋겠지만 스테로이드로 억제해놓은 염증은 그렇지 않습니다. 휴전이 오래가지도 않습니다. 힘이 없어서 그런 줄 알고 좀 지나면 더 크게 도발해옵니다. 그래서 그때는 스테로이드 용량을 더 늘려야 합니다. 예전에는 피부과에서도 스테로이드 처방을 많이 했지만 지금은 스테로이드를 최대한 안 쓰는 게 옳다는 것에 공감을 하고 있습니다. 스테로이드 들어간 연고가 좋지 않다는 것은 뉴스에도 많이 보도되었고 대부분의 사람이 이제 알고 있지 않습니까? 그런데 아직도 천식과 COPD 등의 질환에서 기관지에 염증을 제거하는 것은 스테로이드에 의존하고 있습니다.

한약의 거담제

▶ **우리는 거담제 없어요! 화담제만 있어요!**

한약의 거담제는 전공서적을 보면 거담제라고 하지 않습니다. 화담제(化痰劑)라고 나옵니다. 왜 거담제라고 하지 않았을까요? 담을 제거하는 것만이 능사라고 보지 않았기 때문입니다. 물론 이미 만들어진 담은 인체 여러 곳으로 흘러가면 백병(百病: 모든 병)의 근원이 된다고 언급하며 제거해야 된다고 말합니다. 이미 생긴 고름은 잘 짜줘야 되는 것처럼 말입니다. 하지만 가래가 생기는 원인을 보고 그 원인에 맞추어 가래를 화(化: 이때

化는 무조건적으로 없애는 것이 아니라 조화롭게 변화시키겠다는 뜻입니다) 하는 것이 원인까지 고려한 치료라고 보고 있습니다. 그래서 화담약이라고 합니다. 한방에서 담을 치료하는 약제는 크게 2종류로 볼 수 있습니다. 온화한담약, 청화담열약이 그것이고 더하여 호흡기질환에 특별히 보음약과 선폐윤기약이 많이 사용됩니다. 그래서 우리는 온화한담약, 청화담열약, 보음약, 선폐윤기약 이렇게 크게 4종류를 순서대로 알아봅시다.

▶ 온화한담약(溫化寒痰藥)

먼저 온화한담약(溫化寒痰藥)을 살펴봅시다. 본초서적에는 담이 생긴 근원 중에서 한(寒)으로 인하여 생긴 담을 치료하는 약을 말한다고 되어 있습니다. 추위(寒)로 인해 담이 생긴다는 말에 힌트를 얻어 저는 온화한담약을 주로 두 가지 경우에 활용하고 있습니다. 먼저 소화기능이 떨어지는 환자입니다. 추우면 소화기능이 떨어집니다. 식후에는 따뜻한 아랫목이 최고 아닙니까. 부교감신경이 작용할 때 소화는 촉진되는데 추우면 신경이 곤두서고 편안할 수가 없습니다. 온화한담약의 따뜻한 성질은 소화기능을 도와주고 가래가 자연히 줄어듭니다. 그리고 두 번째로 몸이 찬 사람입니다. 예를 들면 손발이 차면서 여름에도 절대 찬물에는 목욕할 수 없다고 하는 사람들은 온화한담약의 따뜻한 성질 자체가 컨디션 개선과 증상 완화에 도움을 줍니다. 다음은 온화한담약에 속하는 약물들입니다.

(온화한담약에 대한 설명을 이렇게 하고 다음 청화담열약, 마

지막으로 보음제 설명으로 특별편지를 끝맺음할 수도 있지만 특별편지1.에서 설명 드린 것처럼 한약은 제각각 특기가 있고 그래서 도매급으로 설명드릴 수가 없습니다.)

▶ 진피(陳皮): 소화는 내게 맡겨라

진피를 실제로 보면 아마 귤껍질과 비슷하다고 생각하실 겁니다. 귤이 회수를 건너면 탱자가 된다는 말이 있는데 진피도 귤과는 조금 다릅니다. 더 향과 맛이 강합니다.(간혹 무조건 한약제를 국산만 찾으시는 분이 있는데 이해는 합니다. 수입산이 중금속 오염 등을 비롯한 관리체계상에서의 허점이 있기 때문입니다. 그러나 지금은 대부분의 한의원이 큰 유통업체에서 들어오는 규격화된 한약재를 쓰기 때문에 산지에서부터 잘 관리되어 들어오고 검역체계를 정확히 한다면 반드시 국산만을 찾으실 이유가 없습니다. 정확한 관리만 담보된다면 약제에 따라서는 그 지방의 기후에서 자라는 것이 효능이 더 좋기 때문입니다. 동남아의 기후가 한국보다 훨씬 더 덥고 습합니다. 그런 환경에서 자라야 약의 기운이 강한 것은 그쪽에서 자란 것을 써야합니다. 슈퍼에 가서 국산 두리안 주세요? 국산 망고스틴 없으면 안 먹어요! 이거 좀 이상하지 않습니까? 잠깐 이야기가 샜습니다.) 밥 먹고 유자차를 먹었더니 속이 편안해지는 느낌을 받으신 분들 많을 겁니다. 유자의 향기와 따뜻한 성질 때문에 그렇습니다. 진피도 마찬가지입니다. 귤껍질은 향이 있어서 말려서 방향제로도 쓰는데 이러한 기능은 인체에서도 유효합니다. 위에 들어가서는 위에 자극을 주고 소화를 도와줍니다. 그러니 자연히 가래가 줄어들게 됩니다. 또한 비위의 건강한 기능은 모든 건강의 출발점입니다. 밥 잘 먹는 애가 건강하다? 맞습니다.

▶ 반하(半夏): 따뜻하게 졸여 드릴 게요

반하는 성질이 따뜻(溫)합니다. 그래서 역시 소화에 도움을 줍니다. 위에 진피도 그랬지만 비위의 기능을 도와주는 약들은 대체적으로 온(溫)합니다. 반하는 이런 따뜻한 성질에 더하여 건조(燥)한 성질이 있습니다. 그래서 예부터 진액이 부족한 자는 쓰지 말라고 했는데 반하가 작용하는 원리는 이러합니다. 기관지에 알레르기처럼 과민반응이 있거나 기타 비정상적으로 흥건한 가래(점성이 낮고 양이 많은 가래)가 증가되었을 때 이 가래를 약한 불로 덥혀서 양을 졸여주는 개념입니다.

▶ 천남성(天南星)과 백개자(白芥子): 그냥 커피와 TOP?

남성은 뇌경색에도 많이 쓰는 약입니다. 뇌경색의 주요기전 중에 하나는 혈전이 혈관의 내벽에 쌓여서 내경이 좁아지고 점점 좁아진 혈관이 결국 막혀 발병이 된다고 봅니다. 남성은 이런 혈전을 떼어내는 역할을 합니다. 기관지의 경련도 진정시켜주고 가래가 달라붙으면 이런 가래를 떼어내는 역할을 합니다. 몸에 생기는 필요 없는 부산물(담)이 혈관에 가서 붙으면 혈전이 되고 기도에 생기면 가래가 되는 겁니다. 남성의 성질은 따뜻하고 맵습니다. 신라면 먹으면 땀이 좀 나면서 뭔가 떨어져 나가고 개운한 느낌을 받는데 남성의 따뜻하고 매운 성질도 이런 기능을 하는 바탕이 됩니다. 그리고 백개자는 천남성보다 이런 성질이 더 강하다고 생각하시면 이해가 쉽습니다. 다들 겨자는 아시지 않습니까? 백개자가 겨자를 만드는 식물입니다. 겨자 잘 못 먹으면 눈물 콧물 다 떨어져 나옵니다. 천남성이 온(溫)하다면 백개자는 열(熱)합니다. 성질도 더 강합니다. 천남성이 그냥 커피라면 백개자는 TOP입니다. 제가 이렇게 표현했다고 백개자가 더 좋구나 생각하실 필요는 없습니다. 약은 무조건 세다고 좋은 것이 아니라 몸의 상태에 맞는 것을 선택하는 겁니다.

▶ 원지(遠志): 폐도 총명해질래요

저는 자라면서 '총명탕'을 매해 가을쯤이면 꼭 먹었던 기억이 납니다. 그래서일까요? 좋은 성적을 유지하긴 했는데 이 '총명탕'에 들어가는 주요 성분중 하나가 원지입니다. 공부는 어떨 때 잘 되던가요? 아직 시험은 2주나 남았고 밥 많이 먹고 늘어질 때가 잘 되던가요? 시험이 한 시간 전이고 밥 생각이고 뭐고 X줄 탈 때가 잘 되던가요? 공부가 가장 쉬웠다는 특수인물을 제외하면 보통은 후자일 겁니다. 즉 공부는 몸에 적당히 긴장도 되고 오로지 시험 생각으로 바짝 타야 잘 되는데 원지가 하는 역할이 바로 그겁니다. 심규(心竅)를 뚫어주는 기능(마음에 울체된 것을 뚫어주는 역할)과 습담(濕痰: 흥건한 찌꺼기. 기름기)을 제거해서 몸을 가볍고 적당히 긴장되게 만들어 주는 것이 원지의 특기입니다. 호흡기 환자 중에 스트레스가 많아서 가슴이 답답하고 가래의 양이 많다면 원지가 손을 들고 나서야 합니다.

▶ **청화담열약(清化痰熱藥)**

다음으로 청화담열약(清化痰熱藥)을 살펴봅시다. 본초서적에는 이렇게 설명합니다. '身體內의 重濁한 津液이 貯留되어 化痰되지 못하므로 因하여 生하는 內熱을 淸熱시켜 줌으로서 去痰이 된다' 한자가 많고 말도 어렵고 무슨 말인지 모르시겠죠? 청화담열약의 이름 자체를 보면 힌트가 있습니다. 맑고 시원하게 해서 열한 성질의 담을 치료한다. 위 단락에서 소개한 온화한 담약의 대상이 되는 가래와 콧물은 형태가 맑고 수도꼭지 틀면 물 나오는 것처럼(수양성) 나오는 상황(알레르기 반응일 때 점액이 과분비되는 양상)입니다. 반면에 청화담열약은 염증이 많이 생긴 상황입니다. 들판에 불꽃이 여기저기 피어나는 상황입니다. 얼굴 여기저기 여드름이 생기듯이 기관지 점막도 그런 염증이 활개 치는 상황입니다. 기관지확장증, 폐렴, 만성기관지염 등의 질환처럼 가래가 화농성으로 진하며, 배출되지 못한 가래가 다시 오염원으로 변질되어 염증이 확대재생산 되는 상황에서 효과적입니다. 보통 이런 상황일 때는 발열도 있고 청진 상 수포음도 들리고 가래색깔이 진하고 분비물이 탁합니다. 양약에서는 스테로이드와 항생제를 같이 쓰는 경우에 해당합니다.

▶ **소방수는 9회 말에**

이미 세균에 몸이 저항하기 힘든 단계에서는 스테로이드와 항생제를 쓰는 것이 옳습니다. 하지만 호흡기 질환 환자에게는 이런 상황이 밥 먹듯이 찾아옵니다. 이럴 때 매번 항생제와 스테로이드를 사용하는 것은 장기레이스에서 결코 효율적인 대처 방법이 아닙니다. 항생제가 강력하다면 이런 소방수는 아꼈다가 9회 말 위기에서나 투입해야 하는 거 아닙니까? 투수의 공이 아무리 좋다한들 1회부터 기용하면 상대 타자들의 눈에 결국 다 읽혀버립니다.

▶ **천패모(川貝母): 불 끄는 소방수**

천패모는 성질이 차서 열을 식혀주는 소방수입니다. 들판에 불꽃이 여기 저기 있을 때 찬 물을 뿌려주는 효과입니다. 특히 주로 심장과 폐에 있는 열을 식혀주기 때문에 기관지에 농성 가래가 많을 때 효과적입니다.

▶ **지실(枳實)과 지각(枳殼): 차가운 꼬챙이로 휘두른다**

지실과 지각은 형제입니다. 탱자나무의 과실에서 미성숙한 것 중의 큰 것(껍질부분)을 지각이라고 하고 작은 것을 지실이라고 합니다. 성질은 작은 고추가 맵다고 지실이 더 강력합니다. 한의서에는 이기(利氣)라고 표현하는데 둘이 일하는 방식은 비슷하고 대상이 조금 다릅니다. 일하는 방식은 불에 타지 않는 꼬챙이로 휙휙 저어버리는 겁니다. 지실은 주로 소화기나 아래쪽의 뜨거운 피(血)의 성분들을 저어 버리니까 열이 흩어져

버립니다. 누가 모닥불을 만들어 뒀는데 동네 형이 나무를 발로 차버리고 가는 상황과 비슷합니다. 흩어지고 집중이 안 되니 열이 식고 염증이 가라앉습니다. 지각은 비교적 작은 꼬챙이에 해당하고 주로 위쪽의 뜨거운 기(氣)에 작용합니다. 물을 끓이려고 해도 냄비에 뚜껑을 덮어둬야 빨리 끓습니다. 뜨거워진 공기는 눈에 보이지 않을지라도 이 공기가 자꾸 흩어지면 물이 빨리 끓지 않습니다. 지각은 뜨거운 냄비의 뚜껑을 열고 공기를 저어버립니다. 당연히 열은 식게 됩니다.

▶ 죽력(竹瀝): 날 따돌리려면 그 정도 숨어서는 안 될 걸…

죽력은 대나무 기름입니다. 대나무를 간접 가열하여 약성분이 진의 형태로 흘러나온 것을 받아서 약으로 활용하는 것입니다. 성질은 대나무처럼 시원합니다(그래서 화상에 발라줘도 진통효과가 좋습니다). 도둑의 심리는 도둑이 제일 잘 아는 것처럼 대나무의 긴 관에서 채취된 죽력은 구석구석 숨어있는 가래를 잘 제거합니다. 우리 폐의 기도는 끝으로 갈수록 모세혈관처럼 점점 내경이 좁아지는데 그런 좁아진 기도에 열 때문에 줄여져서 끈적해진 가래가 들러붙게 되는데 이런 가래를 제거하는데 효과적입니다.

▶ 나복자(萊菔子) '엔진 때 뺄 땐 불스'

나복자는 무씨입니다. 표준어는 '무'인데 옛날사람도 아니면서 왠지 아직도 '무우'가 더 익숙합니다. 나복자는 소화기능을 도와줘서 가래를 제거한다는 점에서는 다른 계통의 온화한담약과도 유사한 면이 있지만 소화기능을 도와주는 방식이 다릅니다. '엔진 때 빼는 불스' 방식입니다. 한방에서는 '下氣消食'이라고도 표현합니다. 소화기관에 제대로 소화되지 못한 산물인 식적(食積)이 끼어있으면 그것을 끌고 내려가는 방식입니다. 불스 원샷 넣고 엔진 때 뺀 엔진이 효율이 올라가는 것처럼 식적이 제거된 소화기관이 제 기능을 발휘함으로써 가래를 없애는 원리입니다. 이러한 기능 때문에 나복자는 비만환자에게도 많이 사용합니다.

▶ 보음약(補陰藥)

먼저 보음이라는 단어가 생소하실 겁니다. 보습은 알겠는데 보음은 뭐지? 비슷한 건가?… 이렇게 생각하시면 될 것 같습니다. 보습은 보음의 결과로서 얻어지는 상태입니다. 목이 건조할 때 단지 가습기를 틀어주는 것은 보습입니다. 하지만 목이 건조한 원인을 전에 설명 드린 것처럼 우리 몸에 '水'의 기운이 '火'의 기운을 제어하지 못하여 지속적인 건조 상태가 유발된다면 이러한 수의 기운을 보충해주는 것을 보음이라고 합니다. 목이 건조한 것이야 가습기를 강하게 틀면 어느 정도 제어가 될 터이지만 목욕탕에 한 시간씩 들어가 있다고 보음의 상태를 얻지는 못합니다. 아프리카 건기 기후에 비가 한번 내리는 것이 보습이라면 보음은 큰 강이 있어 토양을 적셔주고 있는 것입니다. 즉 보음은 보습보다 크고 근원에 접근하는 방식입니다. 기관지 점막의 건조한 상태를 개선하고 점막의 정상기능을 회복하고자 할 때 이 보음약을 사용합니다.

▶ 숙지황(熟地黃): 보음의 대표제

숙지황은 지황이라는 약을 아홉 번 찌고 삶은 겁니다. 명태라는 생선을 얼리면 동태가 되고 말리면 북어가 되고 눈을 맞아가며 겨울을 나면 황태가 됩니다. 왜 생선 하나를 가지고 이렇게 했다 저렇게 했다 할까요? 맛이 틀려지고 장점이 생기기 때문입니다. 지황이라는 약제는 건지황, 생지황, 숙지황 등으로 가공을 할 수 있는데 마찬가지로 각각 다른 장점을 가지게 됩니다. 호흡기 약에는 이 중 숙지황을 많이 씁니다. 바로 보음을 하는 기능이 가장 강하기 때문입니다. 황태가 인제 용대리에서 겨울을 보내고 나면 살이 부풀어 올라 보기에도 연하게 보이는 것처럼 숙지황도 보음의 효과를 과시하듯 촉촉하게 수분을 많이 함유하고 있습니다. 소화기가 약한 사람을 제외하면 이 숙지황은 호흡기 질환 이외에도 많이 활용되는 약제입니다.

▶ 맥문동과 천문동: 거담제(expectorant)의 로망

맥문동과 천문동은 식물학적으로 같은 백합과에 속한 쌍둥이 형제입니다. 둘 다 성질은 약간 찬 편이며 기도의 분비선을 자극하여 점성을 완화하는 효과가 있습니다. 양약의 거담제(expectorant)가 그토록 원했던 바로 그 기능을 하는 형제들입니다. 둘 모두 폐로 기운이 향하는 약들이며 그래서 같이 쓰는 경우도 많으며 차이가 있다면 천문동의 성질이 더 차기 때문에 맥문동보다는 더 아래쪽 장기에도 작용을 한다는 것입니다. 더운 공기가 위로 가고 찬 공기가 아래로 가는 것처럼 약도 마찬가지입니다. 만약 설사를 많이 하는 환자라면 이 약의 용량은 줄입니다. 설사는 배가 찰 때 많이 하기 때문입니다.

▶ 사삼: 소아에서는 인삼의 대역

특별편지1에서 인삼에 관해서 설명 드린 것 기억하시나요? 나이가 들면 이에 해당하는 경우가 별로 없으나 어린 아이는 열이 많아서 인삼이 따뜻한 성질의 약이라 간혹 꺼려질 때가 있습니다. 그럴 때 선택하는 훌륭한 대역이 사삼입니다. 사삼 역시도 인삼의 그 유명한 주성분인 '사포닌'을 함유하고 있습니다. 게다가 사삼은 성질도 시원한 약이고 점액 분비선을 자극하여 점막의 습도도 개선하는 효과가 있기 때문에 만약 소아가 기침 많이 하고 열이 있거나 감기에 자주 걸려서 온다면 이 경우 사삼은 주연보다 멋진 대역입니다.

▶ 선폐윤기약(宣肺潤氣藥)

선폐윤기약의 이름은 폐를 잘 통하게 하여 윤기 있게 만든다는 말입니다. 저는 이런 말들이 참으로 어려웠습니다. 나는 어떤 말인지 얼추 이해했지만 타인에게 설명할 때가 어려웠습니다. '좀 추상적인 표현 같다'라고나 할까요. 그런데 이 약을 먹은 사람들의 반응을 보고 이해가 되었습니다. 도라지나 행인을 드시던 분들이 가래를 뱉어내기 쉽다고 이야기를 합니다. 즉 섬모의 활동을 촉진하는 겁니다. 책에는 섬모가 존재하는 층의 점도만 개선되면 섬모는 알아서 제 역할을 한다고 설명하는데 이 약들은 점막과 섬모에 영향을 집중해서 잠들어있는 섬모를 깨우는 역할을 합니다. 이 약을 통해서 개선된 점막 상태를 가지게 되면 호흡도 편하고 기관지도 깨끗해지고 결과적으로 선폐 윤기하게 되는 원리입니다.

▶ 길경: 도라지 명불허전! 배농에 선택과 집중

길경은 도라지입니다. 아마 호흡기 질환에 좋은 음식을 찾아봤을 때 가장 선두에 있을 겁니다. 이미 많은 사람이 알고 있는 내용이기도 합니다. 명성으로 치자면 으뜸입니다. 길경의 설명을 본초서에 보면 '자극성거담제'라는 설명이 있고 기력이 쇠한 기침, 가래 환자에는 쓰지 말라고 하는데 이 말은 가래 자체를 만들지 않게 하는 능력은 없으나 이미 생긴 가래는 확실히 해결한다는 이야기입니다. 즉 길경은 '선택과 집중'을 하는 약제입니다.

▶ 행인: 치명적인 유혹

행인은 살구나무 씨앗입니다. 행인은 길경과 같은 종류의 약제지만 본초서에 '鎭咳平喘(진해평천)'이 더 중요한 기능으로 설명되고 있습니다. 이제까지 설명한 약제들은 메인기능 자체에 가래를 제거하는 소담(消痰)이나 점막의 상태를 개선하는 생진

(生津)이라는 표현이 등장하는데 행인은 이런 표현이 별로 없습니다. 가래나 기관지 점막의 상태를 개선하는 방식이 아닌데 기침도 안하고 그르렁그르렁 하는 천명음이 줄어든다면 행인의 역할로 짐작되는 경로가 있습니다. 첫 번째는 기침수용체를 마비시키는 것이고 두 번째는 기관지확장제의 역할입니다. '행인을 과도하게는 먹지마라. 과도하게 먹으면 독이 있다'는 본초서에 행인을 설명하는 한 구절이 저에게는 유독 눈에 들어옵니다. 많이 먹으면 독이 있는 만큼 효과는 강력합니다.

▶ 소자: 폐의 확산능 개선

소자에 대한 본초서의 설명은 '홍분성 진해거담제'라고 설명됩니다. 성질이 맵(辛)고 방향성이 있는 것으로 설명되어 있습니다. 행인과 유사한 느낌이 있지만 성질도 그렇고 外感(감기)에도 쓰이는 것으로 보아 소자는 피부를 열어주는 기능이 있습니다. 한방에서 감기에 걸리면 발한을 통해 사기를 물리치는 방법이 있는데, 감기 초기에 콩나물국에 고춧가루를 넣어 먹고 땀을 흘리고 개운하게 자면 몸이 낫는 것을 말합니다. 즉 소자는 매운 성질로 폐의 구멍을 열어주어 답답함을 제거하는 기능을 합니다. 폐의 구멍이라 함은 무엇을 말할까요? 피부에 있는 한선뿐만 아니라 폐로 향하는 모세혈관, 그 모세혈관과 접하고 있는 폐포의 간질조직에도 구멍이 있습니다. 구멍이 열리고 폐의 확산능이 좋아지면 호흡곤란도 완화됩니다. 저는 이것을 본초서에 표현하고 있는 '開鬱降氣'의 뜻이라고 해석합니다.

거담제의 비교				
양약		목적	한약	
Sh기 치환 pH를 조정 미주신경 자극	점액용해제 거담제	· 점액 건조상태 개선 · 점액 분비를 늘림 · 점막 청소기능저하 · 마른기침 폐기종 기흉	보음약	숙지황 맥문동 천문동 사삼
언 발에 오줌누기	항히스타민제	· 점액 과분비상태 개선 · 가래 많은 상태 · 점막 과민반응 진정 염증 치료	온화한담약	진피 반하 천남성 백개자 원지
의미 없는 휴전	스테로이드	· 기관지 확장증 · 만성기관지염	청화담열약	천패모 지실 지각 죽력 나복자
대표주자가 뚜렷이 없음	점액이동 약제	· 섬모의 운동성 증가 · 결과적으로 가래의 제거	선폐윤기약	길경 행인

P.S.

여러 페이지를 할애하여 전부는 아니지만 호흡기 질환에 쓰이는 약제들의 일부를 설명하였습니다. 기존에 본초서적에 있는 딱딱한 표현들을 재해석하고 어떤 방식으로 호흡기질환에 도움을 주고 있는지 설명해 보았습니다. 자칫 이러한 시도는 기존의 질서를 중요시하는 다른 한의사들에게는 공격의 대상이 될 수도 있습니다. 하지만 환자여러분에게 이 방식이 더 쉽게 이해되어져서 '한약은 뭐가뭔지 잘 모르겠다, 그냥 풀뿌리 아닌가'라고 생각하셨던 분들이 보다 친근하게 믿음을 가지고 한약제를 접근할 수만 있다면, 그리고 '한약이 효과가 있으면 스테로이드가 있어서 그럴 것이다'라고 생각하던 의사 선생님이 한약에 대한 관심을 가져보는 계기만 된다면 저는 앞으로도 이렇게 다가서겠습니다. 꾸준한 연구를 통해 부족한 부분에 대한 보충과 교정을 담보로 말입니다.

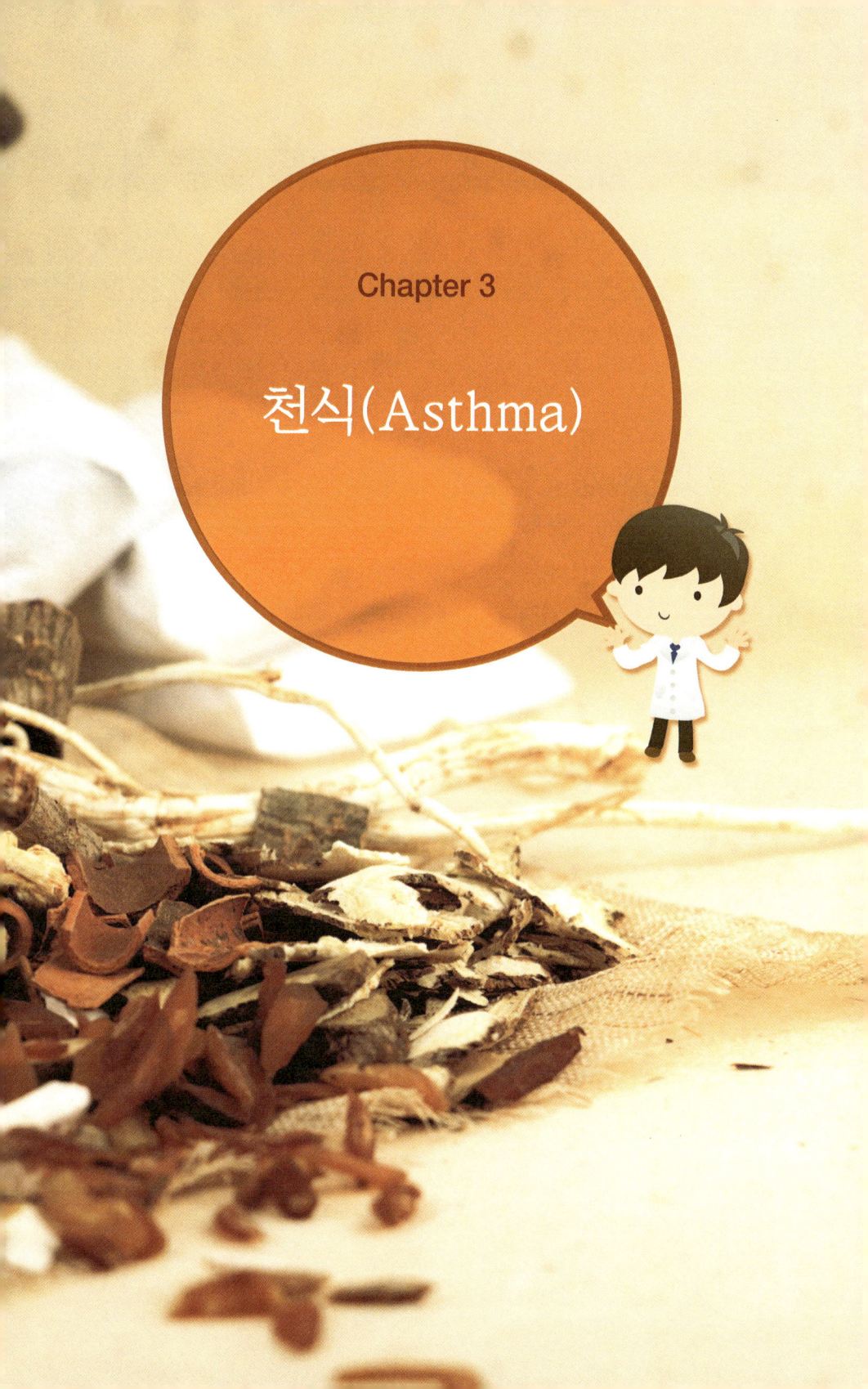

Chapter 3

천식(Asthma)

CHAPTER 3. 천식(Asthma)

1. 천식의 개요

■ 숨쉬기가 힘든 병

천식은 인구의 10%가 앓아본 경험이 있는 비교적 흔한 질환입니다. 때때로 숨쉬기가 힘들어지는 질환인데 이것을 학술적으로 표현하여 가역적인 기류제한이 반복적으로 일어나는 질환이라고 표현합니다. 천식의 3대 증상은 천명, 기침, 호흡곤란이라고 하는데 이 중 호흡곤란이 단연 가장 고통스러운 증상이며 주로 호흡곤란을 느끼면 병원을 찾아 진단받는 경우가 대부분입니다.

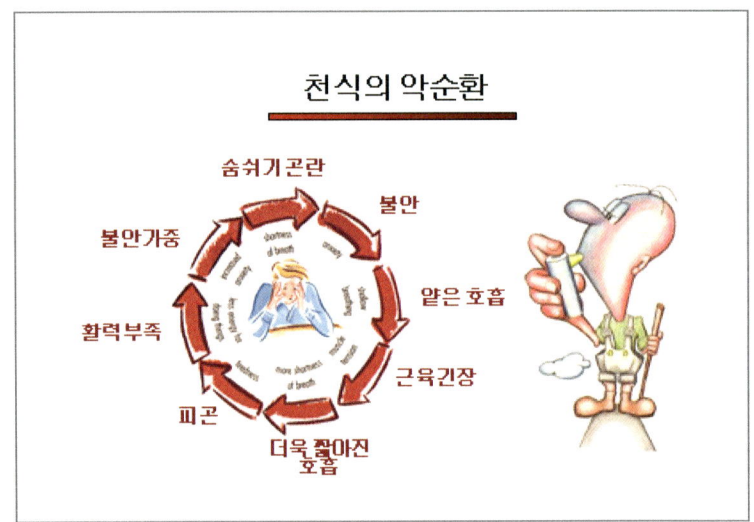

천식의 유발 원인을 나열하자면…

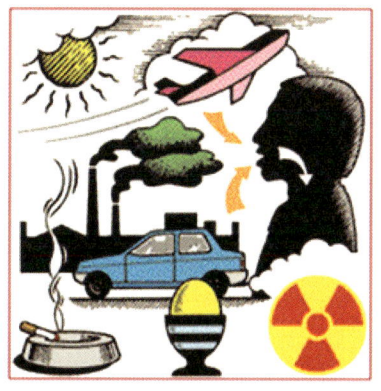

천식의 원인은 복불복? 아무거나 찍으면 되는 건가요?

 천식은 증상이 비교적 분명하고 검사를 하면 쉽게 진단이 되는 병이지만 환자가 정작 궁금해 하는 "제가 왜 천식에 걸린 거죠?" 라는 말에는 명확히 답을 해주는 선생님을 못 보셨을 겁니다. 수백 가지가 언급되는 알레르기 항원 검사부터 이 검사 저 검사 받아보지만 뚜렷이 원인을 알기 어려운 병입니다. 천식에 병리에 중요하게 작용하는 '면역'이라는 성질이 이렇게 파고들면 한도 끝도 없지만 반대로 간단히 생각하면 또 너무나 쉽게 생각할 수 있는 부분이 있습니다. 알레르기 항원검사에서 집먼지 진드기, 우유, 달걀을 피하라고 나와서 온 집안 식구가 한바탕 전쟁을 치른 경험이 있으신 분도 있을 겁니다. 무엇 무엇이 원인이 될 수 있으니 피하라고 하는 것은 면역이라는 전쟁터에서 어찌 보면 이미 패배를 선언하는 것과도 같습니다. 너무나 강적이라 이길 수 없는 상대이면 패배를 인정하고 뒤로 물러서는 게 옳지만, 달걀이 이순신 장군입니까? 면역이 안정되면 이런 상황을 접해도 아무렇지도 않습니다. 이웃집 아이는 우유, 달걀 잘만 먹고 봄에 한강 공원에 놀러가도 아무 문제없지 않습니까? 당부 드리고 싶은 말은 면역의 안정을 위해서는 무조건 무엇을 피한다고 되는 것은 아니라는 겁니다. 별것도 아닌 적을 피하려는 노력보다는 면역의 안정을 통해 말 그대로 별것도 아닌 적을 이겨버리는 것이 바른 치료입니다. 그리고 소아 천식의 경우는 의외로 증상이 있을 때는 힘들어 하지만 또 금방 잘 낫기도 합니다. 어른이 되어서도 천식이 심하다는 이야기는 불안한 면역체계가 고질병이 되었다는 소리지만 소아는 아직 면역체계가 만들어지는 과정이기 때문에 오히려 금방 안정되기도 합니다. 그리고 소아는 비염과 천식 등이 수면습관과 집중력에도 영향을 막대하게 끼치기 때문에 성장과 학업을 위해서라도 반드시 그리고 잘~ 치료하는 것이 중요합니다.

정상 기관지와 천식 기관지의 비교

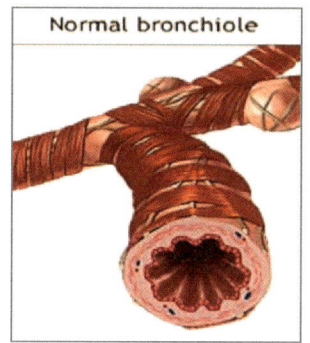
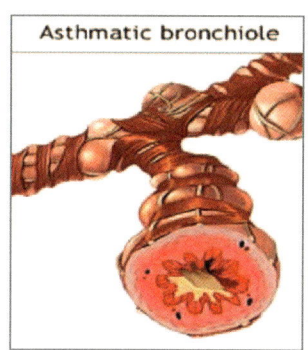

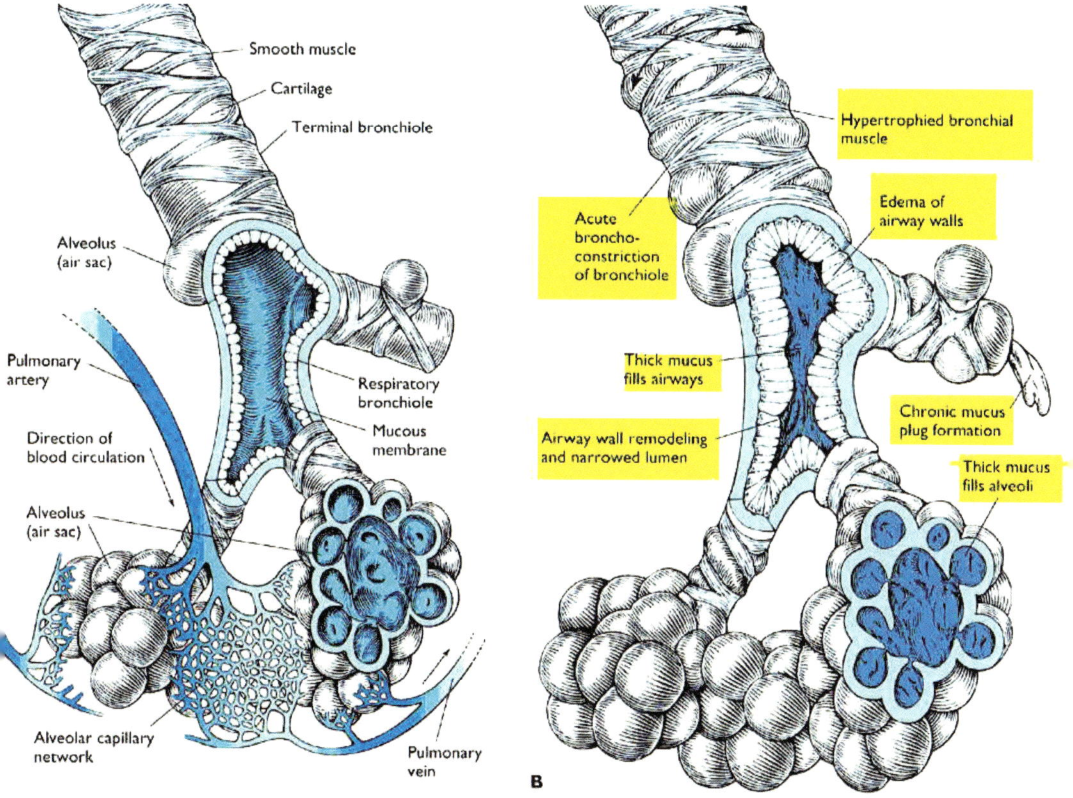

Chapter3 천식 | 85

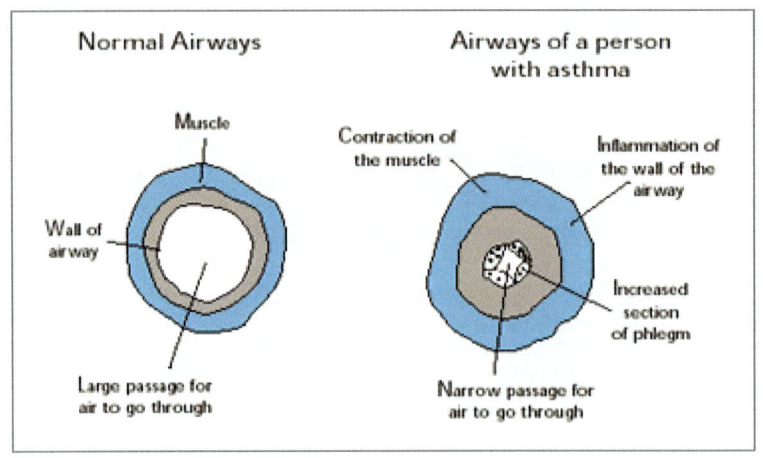

■ 통발에 갇힌 물고기처럼 되지 않으려면

천식은 소개한 바와 같이 인구의 10%가 앓아본 경험이 있는 비교적 흔한 질환이기에 천식에 대한 연구는 국제적으로 이미 공통적인 규율이 있을 만큼 치료의 정석이 정해져 있는 질환입니다. 제가 아쉬운 점은 여기에 있습니다. 너무나 명확히 단계를 규정하는 체계와 치료적인 법칙이 정해져 있다 보니 대학병원에서 진료 시 대부분 환자를 기계적인 공식에 대입해 치료합니다. 즉 환자의 증상이 나빠지면 위 단계의 치료법이 적용됩니다. 약물의 농도가 증량되고 강한 치료가 적용되는 것이지요. 그런데 이런 치료를 적용하다보면 다시는 약의 용량을 줄일 수 없는 경우도 많이 생기게 됩니다. 강한 약에 몸이 적응하던 환자가 갑자기 무슨 수로 몸이 좋아져서 적은 용량만 써도 몸이 착하게 반응하겠습니까? 소아천식의 환자는 성장하면서 기관지의 내경이 확장되면 더 이상 약을 쓰지 않아도 호흡곤란을 상대적으로는 편해졌다고 느끼게 되어 약을 끊게 되고 자연히 회복되는 자연치유의 과정을 거치는 경우도 많지만, 성인 천식의 경우 위 단계의 치료가 적용되고 약의 용량이 늘어나는 것이 시기의 문제가 되고 천식치료를 받기 시작하면 이제는 약을 못 끊는 경우도 많습니다. 마치 통발에 들어온 물고기가 더 이상 통발을 벗어나지 못하는 것처럼 말입니다. 통발에 들어가는 것이 잘못된 것이 아닙니다. 적절한 시기에는 치료를 받아야 일상생활을 정상적으로 할 수 있고 고통도 감면이 되니까요. 하지만 한방치료를 병행하면 조기에 통발에서 벗어날 수 있는 경우가 매우 많습니다. 천식은 알레르기 질환이고 알레르기 질환은 면역력과 연관이 깊으며 면역력의 증강에는 한약이 효과적입니다. 한약치료 이런 거 없이 아무치료 안 받고 그냥 잘 먹고 잘 잤는데 면역력이 증강되고 양약 안 먹어도 괜찮아지는 경우도 있습니다. 이런 경우도 있기 때문에 역설적으로 천식이라는 질환 자체에 대해 환자 본인이 잘 알고 있어야 합니다. 천식은 기도질환에서 난이도가 중간쯤 되는 질환입니다. 이 단계를 잘못 지나치면 난이도가 높은 COPD로 이어질 수도 있습니다.

■ **천식의 양대 산맥**

천식을 바르게 이해하고 대처하려면 무엇을 알아야 될까요? 천식에서 가장 고통스러운 증상인 호흡곤란이 생기는 것은 크게 두 가지 이유에서입니다. 첫 번째 요인은 기관지수축이며 두 번째 요인은 염증반응입니다. 기관지 수축은 어떠한 자극을 받아서 기관지의 내경이 수축하는 것이고 공기가 드나드는 파이프가 좁아지니 호흡곤란을 느끼는 것은 당연합니다. 내경이 좁아진 파이프로 공기가 지나쳐야 되니 '휘~휘'하는 천명음도 발생하구요. 휘파람 불 때 입술을 오므리는 것과 같은 원리입니다. 기관지를 수축시키는 자극은 다양합니다. 찬바람이나 냄새에 의해서도 일 수 있고 알레르겐 같은 이물질에 의할 수도 있고 황사가 심할 때도 이럴 수 있습니다. 심지어는 천식환자의 심리적인 상태에 따라서도 변할 수 있습니다. 그리고 이런 기관지수축은 보통은 반복적이기는 하지만 지속적이지는 않습니다. 그리고 이러한 기관지수축은 소아에서 훨씬 고통스럽습니다. 소아는 기관지의 내경이 성인보다 좁기 때문에 조금만 수축되어도 전체에서 수축된 범위가 차지하는 비중이 높기 때문에 호흡곤란을 심하게 느낍니다. 소아가 감기에 걸렸을 때 색색거리는 이유도 이와 같습니다. 어른은 감기에 걸려도 웬만해서는 색색거리는 소리가 심하지는 않습니다.

■ **천식은 이중 스파이? 기도질환인 동시에 알레르기 질환이다**

두 번째로 호흡곤란을 야기하는 원인은 염증입니다. 염증이 생기면 점막이 부풀고 분비물이 과잉생산하면서 기도의 내경이 좁아지는 것과 같은 효과가 생겨납니다. 이러한 지속적인 염증반응에는 알레르기 반응이 관여하는 것이고요. 그래서 천식은 기도의 질병인 동시에 알레르기 질환에도 해당하는 것입니다. 정확하게 말하면 기도 점막에 알레르기 반응이 일어난 병인 셈이지요. 비슷한 알레르기 질환에 해당되는 비염과 아토피의 경우, 비염은 코의 점막에 일어나 알레르기, 아토피는 피부에 생긴 알레르기 반응을 말하는 것입니다. 그러므로 비염, 아토피, 알레르기성 결막염은 천식을 동반하는 경우도 많으며 이렇게 알레르기 질환이 연이어 발생하는 것을 두고 알레르기 행진(allergic march)이라고 부르기도 합니다.

CHAPTER 3. 천식(Asthma)

2. 천식의 치료

■ 기관지수축 위주의 천식

천식을 바르게 치료하기 위해서는 이러한 큰 대강을 알면 접근이 용이해집니다. 기관지수축이 위주가 되는 천식이라면 가래는 적고 청진을 해도 덜 지저분한 소리가 납니다. 그렇기 때문에 치료도 기관지수축을 완화해주는 방향으로 가면 됩니다. 양약 중에서도 스테로이드와 진해거담제의 비율은 줄이고 간헐적으로 기관지확장제만 사용하여 주는 것이 좋습니다. 한약 중에서는 마황이 들어간 약제를 선택적으로 사용하면 효율이 높습니다.

■ 염증반응이 심한 천식

염증이 심한 천식이라면 다르게 접근해야 합니다. 청진상에도 수포음이 심하고 가래의 양도 많은 경우이기 때문에 어렵지 않게 구분할 수 있습니다. 기관지확장증 등의 기저질환이 없는지 확인하고 알레르기 반응이 위주가 되는 염증이라면 염증을 가라앉히고 가래가 잘 제거되는 한약 위주로 투여하게 됩니다. 간헐적으로 호흡이 힘들 때는 기관지확장제를 써야 되지만 기관지확장제로 염증이 제거되는 것은 아니므로 효과는 제한적입니다. 그리고 보통 이 단계에서 병원을 내원하면 흡입분무기외에도 알약을 같이 먹게 되는 경우가 많은데 스테로이드는 최소한의 용량으로 쓰는 것이 좋습니다. 스테로이드는 쓰는 즉시 효과는 확실한 명약이지만 반드시 필요한 경우에만 제한적으로 사용해야 합니다. 스테로이드에 길들여지면 기관지의 염증이 쉽게 가라앉지 않습니다. 일시적인 염증의 치료에는 적용하지만 천식의 알레르기 반응처럼 만성적인 염증에 쓰는 스테로이드의 지속적인 사용은 접근방법이 잘못된 것입니다. 면역의 안정을 찾으면 점막도 안정을 찾게 되고 염증이 줄어듭니다. 천식의 바른 치료는 이렇게 가야합니다. 천식의 단계에서부터 기관지확장제와 스테로이드, 진해거담제에 기도점막이 찌들다보면 나중에 가면 답이 없습니다. COPD는 그래서 답이 없는 질환이라고 말들을 하기도 하는 것입니다. 호흡곤란을 일으키는 기류폐쇄가 간헐적으로 있던 것이 지속적인 폐쇄로 바뀐 것 이것이 COPD입니다.

■ **차근차근 접근하면 완치도 할 수 있습니다**

지금은 많은 아주머니들이 똑똑해져서 아토피 같은 질환에 대해서는 공부를 많이 해서 병의원을 찾지 않고도 엄마가 아이를 낫게 하는 경우도 많이 봤습니다. 불가능한 일이 아닙니다. 면역이라는 것은 잘못된 생활습관, 환경에서 온 경우도 많고 부모의 노력으로 이런 점은 충분히 개선될 수 있기 때문입니다. 건강한 음식을 먹고 적절히 항원에도 노출될 수 있게 하고 가렵지 않고 피부장벽을 튼튼히 하기 위해 보습에만 신경을 쓴다면 그 어렵다는 아토피도 가정에서 해결하는 시대가 온 것입니다. TV에서 올바른 교육도 많이 한 효과도 있습니다. 천식 또한 마찬가지입니다. 호흡자체가 힘들어지기 때문에 아토피에 비해서 당장이 급하고 위험한 일이 닥칠 수도 있는 생명의 위험에서 보자면 중증의 질환임에 분명하지만 면역이 관여한다는 점에서는 차근차근 스텝바이스텝으로 접근하시면 좋은 효과를 거둘 수 있는 질환입니다. 이러한 접근방법에 한의학이 효율적인 것이고요.

특별편지5 한약의 특성

제가 생각하는 한약의 우수한 점과 열등한 점을 설명 드리겠습니다. 무조건 좋다고 하는 건 하수입니다. 매부터 먼저 맞을 수도 있지만 칭찬부터 먼저 받겠습니다. 한약에는 이러한 장점이 있습니다.

첫째: 우리가 느끼는 감각 그대로 상응하는 약물이 있다
▶ 저 지금 추운데… 히터 말고 약 없어요?
한약의 가장 큰 장점은 우리가 느끼는 모든 감각에 대응하는 약물이 있다는 것입니다. 이것이 양약과의 가장 큰 차이입니다.

무슨 말인고 하니 여러분은 '덥다'와 '춥다'의 감정을 자주 느끼실 겁니다. 그리고 때로는 축축하고 건조하다는 느낌도 있으실 거고요. 그런데 양약 중에 더운 성질을 가진 약이 있던가요? 갑상선 호르몬에 자극을 줘서 상대적인 열감을 만들 수는 있겠지만 다른 신체의 부정적인 변화 없이 그 자체로 실제 몸을 따뜻하게 하는 약이 있다는 소리를 들은 적은 없습니다. 또한 우리는 더운 여름에 목욕을 하고 수박을 먹으면 시원해집니다. 냉장고에 수박이 있었을 테니 먹으면서도 시원하겠지만 실제 수박이 더위를 식혀주는 찬 기운이 있기 때문입니다. 음식도 이럴지언데 어찌 약에서는 이런 생각을 안 해보셨나요?

▶ 약학을 공부하던 친구

작은 에피소드 하나 소개하지요. 한번은 경희의료원 근무시절 토론토에서 약대를 다니는 여학생이 진료를 받으러 왔습니다. 손발이 차고 냉이 있는 환자여서 하복부에 뜸을 뜨고 있었습니다. 약학을 전공하기도 하거니와 호기심이 많은 환자여서 이 뜸은 어떤 작용인지 물어보더군요. 그래서 저는 지금 당신의 증상은 자궁을 비롯한 인체 하부가 차기 때문에 나타나는 증상이니 아래쪽을 따뜻하게 하면 증상이 개선이 될 것이고 뜸은 그런 치료를 하는데 효과적이라는 대답을 했습니다. '어떤 약을 먹으면 어떤 리셉터의 작용을 촉진하여 투과성이 향상된 무엇이 어떤 효과를 발휘하여 호르몬 계통에 영향을 주고 자궁의 혈액순환을 돕는다.' 이런 형태의 공부가 익숙한 친구에게

"당신은 배가 차니까 배를 뜨겁게 하면 된다."는 나의 이야기는 간단하면서도 명료하게 들렸나 봅니다. 왜 한 번도 공부를 하면서 이런 생각은 해보지 않았을까 하는 반응을 보이며 나머지 환자를 치료하는 것도 관심 있게 지켜보던 기억이 납니다.

▶ 식물도 성질이 있다(저도 살아있는 생물이라고요!)

우리 주위에 자라고 있는 식물들은 제각각 그 성질이 있습니다. 추운 시베리아에서 자랄 수 있는 식물이 있는 반면 조금만 추워도 자라지 못하는 식물도 있습니다. 사막에서도 자랄 수 있는 선인장 같은 식물이 있는가 하면 물이 흥건하지 않으면 자라지 못하는 수경식물도 있습니다. 이렇게 식물은 생긴 형태도 다르고 자라는 조건도 다릅니다. 그러니 각자가 가지는 성질도 다를 수밖에 없습니다.

▶ 약은 성질 있는 놈만 골라 쓴다. 개똥은 약에 안 쓴다!

한약제로 선택되어지는 것은 이러한 식물들 가운데 그 성질에 특징이 있는 것들입니다. 특징 없이 밍밍하다면 약으로 써야 할 가치가 없는 것입니다. 약이 아니라 음식으로 활용하는 것은 이렇게 특징이 상대적으로 약한 것들입니다. "아~~ 쌀 많이 먹었더니 부작용 생겼어!" 하는 이야기 들어보셨나요? 단지 너무 많이 먹으면 살이 찔 뿐이지요. 특별한 성질이 없고 재배가 쉽기 때문에 쌀은 오랫동안 우리의 주식으로 남아있는 것입니다. '부자(附子)'라는 한약재는 열(熱)합니다. 그리고 많이 먹으면 죽을 수도 있기 때문에 조선시대에는 사약(死藥)으로도 활용되었습니다. 이는 부자(附子)가 특징적인 성질이 있다는 이야기입니다.

▶ 인삼은 열 있는 사람은 먹으면 안 된다?

'열이 많은 사람은 인삼 먹으면 안 된다'는 이야기는 우리나라 사람이라면 거의 다 들어본 이야기 일겁니다. 항상은 아니지만 맞을 수 있는 이야기입니다. 인삼은 열(熱)한 정도는 아니라도 성질이 온(溫)하기 때문에 기존에 열이 아주 많은 환자에서는 원래의 열이 있는 체질에 따뜻한 성질의 인삼을 먹으면 경우에 따라 '밤에 잠이 안 온다' 던지 '눈이 자주 충혈이 된다' 등의 열이 상승하여 나타나는 증상이 생길 수도 있습니다. 하지만 이 인삼을 "나는 열이 많아요" 하는 사람에게 쓸 것이 아니라 "여름에 양말을 신고 자도 발에 한기가 가시지 않는다"는 산후풍을 앓고 있는 산모에게 쓴다면 이보다 더 좋은 약이 어디에 있겠습니까?

▶ 진짜 열 많은 사람 나와 보세요, 축하드릴게요

'인삼은 열이 많아서 자기랑은 안 맞다'고 생각하시는 분이 있어서 참고삼아 말씀드립니다. 이런 사람들 중 대부분은 이에 해당되지 않습니다. 사람은 태어날 때는 몸에 양기(陽氣)가 충만한 상태로 태어나지만 나이가 듦에 따라 양기가 줄어듭니다. 어릴 때는 눈밭에 몇 시간이고 좋다고 뛰어놀고 눈사람도 만들고 하지만, 성인에게 해보라고 하면 "아이 손시려" 이럽니다. 어릴 때는 이 찬걸 어떻게 뭉치고 던지고 놀았는지 의아해합니다. 갓난아이는 너무 덥게 하면 머리 나빠진다고 하죠? 왜냐하면 어린 아이는 우리보다는 양기가 강하기 때문입니다. 그리고 시간이 흐를수록 양기가 떨어집니다. 즉 나이가 들수록 활동성은 떨어지고 대신 따뜻한 것을 찾습니다. 이것이 노화의 정상적인 과정입니다. 나는 양기가 많고 열이 많아서 추운 겨울도 내복 없이 잘 버틴다는 분은 축하드려야 됩니다. 당신은 젊으니까요!

▶ 열에도 뻥카가 있다!

내복 없는 겨울은 상상할 수도 없지만 열은 많은 거 같으시다고요? 지금의 현대인들은 워낙 스트레스, 흔히 말하는 열 받을 일이 많기 때문에 가슴이 답답해지고 열이 나는 느낌을 받는데 이는 몸에 양기가 충만해서가 아니라 스트레스, 초조와 불안이라는 성정에 육식, 음주 등의 잘못된 생활습관이 만들어내는 결과입니다. 학자에 따라 자율신경실조증이라고도 하고 우리는 허열(虛熱: 진짜 열이 아닌 가짜 열. 열 받는 일은 많은데 이것을 마음으로 차분하게 제어하지 못하거나 잦은 음주, 성생활로 精이 소모되어 생김)이라고도 부릅니다.

▶ 약의 성질 3총사

우리가 잘 알고 있는 인삼을 예로 들었는데 이렇듯 한약은 각자의 성질을 가지고 있고 이러한 성질을 살펴서 약으로 활용합니다. 이런 성질을 구성하는 것은 크게 3가지입니다. 첫 번째가 차고 더움과 맛을 뜻하는 기미(氣味), 두 번째가 약이 가지고 있는 기능, 세 번째가 약이 향하려는 방향입니다. 인삼도 온(溫)하다는 점이 인삼을 대표하는 전부가 아닙니다. 진짜 장기는 떨어진 기운을 올려주는 것이고 그 기운을 올려주는 것이 주로 비위계통(?)입니다.

▶ 특기병을 차출하라!

첫 번째는 이해가 쉽고 이미 설명을 드렸고 두 번째 기능이라는 것이 무엇인가 알아봅시다. 제가 요전에 찬 병은 더운 것을 주고 더운 병은 찬 것을 주면 된다고 했는데, 그러면 습한 병은 건조한 것을 주고 건조한 병은 습한 것을 주면 되냐고 생각하시겠지요? 예, 맞기는 맞습니다. 입에 침이 좀 고인 상태에서도 건빵 5개만 입에 넣으면 삼키기는커녕 씹기도 힘듭니다. 그리고 마른기침에서는 물 많이 먹으라고 하지 않던가요? 이렇게 하면 물론 때로는 원하는 결과를 얻을 수도 있지만 효과적이지는 않습니다. 덥고 찬 것이야 반대되는 성질을 이용하면 바로 효과적으로 제어되지만 몸의 다른 상황들은 차고 더운 것처럼 간단하게 제어되지는 않습니다. 폐부종이 있는데 '건빵을 많이 먹어라' 이런 방법보다는 이뇨제를 써서 소변으로 물이 많이 나가게 하는 것이 효과적일 겁니다. 한약제 중에서도 여기서 말하는 소변으로 물을 많이 나가게 하는 이러한 기능을 가진 약이 있습니다. 이충희는 슛을 잘 쏘고 강동희는 패스를 잘 하는 것처럼 약제도 다 각자의 특기를 가지고 있습니다. 그냥 차고 덥고 이런 단순한 성질만으로는 우리 몸의 다양한 증상을 전부 커버할 수 없습니다. 당귀는 혈관 신생을 도와주고 백출은 위의 운동성을 도와주고 택사는 소변으로 물이 잘 나가게 해주는 등의 고유의 특기가 있고 당연히 이런 특기가 출중한 녀석들이 한약제 중에서도 많이 활용됩니다.

▶ **나에게는 가야할 길이 있다**

마지막으로, 약제가 향하는 방향성이 있습니다. 낚시를 해보면 학꽁치는 물 위쪽에서만 있으려고 합니다. 밑바닥에 주로 살고 있는 감성돔 같은 고기를 목표로 채비를 입수시켜보면 학꽁치는 물에 미끼가 닿자마자 잽싸게 뜯어먹지만 미끼가 물밑으로 내려가기 시작하면 따라가지를 않습니다. 신기합니다. 아니 그렇게 좋아하는 새우 따라붙어서 좀 먹어도 될 텐데… 밑에 따라간다고 누가 잡아먹는 것도 아닌데 말입니다. 반대로 바닥에만 붙어 있는 고기도 있습니다. 부력 등의 조건이 작용한다고 전문가는 말씀하실 수도 있지만 이 부력도 어쨌든 이 생물 고유의 특성입니다. 식물도 이러한 성질이 있습니다. 같이 열을 내리는 작용을 하는 황금, 황련, 황백이 있어도 이 세 약이 작용하는 부위가 차이가 납니다. 황금은 몸의 위쪽, 황련은 가운데, 황백은 아래쪽의 열을 내립니다. 숙취해소에 좋은 헛개나무로 만들었다는 컨디션은 왜 헛개나무를 선택했을까요? 이 헛개나무가 간으로 가서 강한 작용을 하기 때문입니다. '눈에 좋은 결명자' 이런 별명들은 괜히 붙은 게 아닙니다. 결명자는 눈으로 가서 작용하기 때문이지요. 어떻게 보면 약제가 향하는 방향성이 있기에 2번째 말하는 기능 즉 특기를 가지게 되는 겁니다. 2번째 특징인 기능과 3번째 특징인 방향을 묶어서 그냥 특기라고 해도 되지만 3번째 방향이라는 항목을 따로 구분한 이유는 양약과의 차이 때문입니다. 양약에도 기능이 있습니다. 오히려 출중한 약도 많습니다. 그런데 양약은 방향이 없이 무조건적입니다. 아래를 읽어보시면 이해에 도움이 될 겁니다.

둘째: 항상성을 유지하려고 한다.
▶ 장점일까? 단점일까?
사실 한약의 장점은 개별 약제의 장점 말고도 배합이라던가 포제 등 많이 있습니다. 하지만 그 장점을 여기서 전부 열거하는 것은 책의 주제에 맞지 않으니 이 두 번째 장점을 소개하면서 단점에 대한 이야기도 시작하겠습니다. 항상성을 유지하려고 한다는 말은 다른 말로 하면 부작용이 작다는 말과도 유사합니다. 그리고 이 말은 모질지 못하다는 말과도 연결됩니다.

▶ 황금비율은 언제 공개할 거예요?
한약제 중에 맥문동, 천문동, 사삼 같이 가래를 묽히는 효과가 있는 약을 쓰면 본인이 뱉어내기 딱 적절한 정도로 가래를 묽혀줍니다. 가래가 너무 묽으면 물처럼 흘러내리기 때문에 뱉기가 힘들뿐만 아니라 폐로 흘러들어가서 오염원이 될 수도 있고 반대로 너무 찐득하면 잘 뱉어지지 않을 겁니다. 그런데 위에 언급된 한약제를 써보면 가래의 점성을 알아서 맞추어 줍니다. 제가 2.345g : 3.435g : 4.785g의 황금비율로 조제했기 때문 아니냐고요? 아닙니다. 제가 아직 그 정도는 아닙니다.^^ 이유는 우리 인체가 살아있는 생물이기 때문입니다. 중학교에 입학하자마자 생물시간에 배웠던 생물의 가장 기본 특징에 바로 '생물은 항상성을 유지한다.'라는 말이 있습니다. 우리 몸은 자기가 역량을 발휘할 도움만 주면 알아서 능력을 발휘하고 항상성을 유지합니다. 사삼 등의 약물을 쓰면 기관지 분비선이 자극을 받고 몸은 항상성을 잘 유지할 수 있는 범위에서 점액의 농도를 맞추어 냅니다. 택사나 저령을 쓰면 몸이 붓고 무겁다는 사람으로 하여금 소변을 잘 봐서 붓기가 빠지도록 합니다. 물이 너무 많이 빠져서 피부가 쪼글쪼글할 정도로 빠지는 것도 아니고 너무 안 빠져서 여전히 발등이 퉁퉁한 것도 아닌 딱 몸이 상쾌하다고 느낄 정도로 호전을 보입니다. 이것이 한약, 즉 생약이 가지고 있는 큰 장점입니다. 항상성의 범위를 훼손하지 않는 선에서 치유를 도와주며 그래서 대부분 부작용이 없습니다. 유수의 제약업체가 아마존 정글을 뒤지며 좋은 생약이 없을까 연구하는 이유이기도 합니다.

▶ 당장이 급한데 말이야!

그런데 때로는 오히려 이 항상성을 훼손하는 치료가 필요할 때도 있습니다. 장점이 단점이 되기도 하고 단점이 장점이 되기도 하는 순간입니다. 천식 환자가 숨이 답답하다고 호소할 때 주로 주는 약 중에는 Theophylline제가 있습니다. 이 약을 쓰면 기관지가 확장되어 호흡은 편해지지만 빈맥과 심계항진으로 심장에는 부담이 될 수 있습니다. 하지만 일단 숨이 가쁘다니 부작용보다 장점이 크다면 당장은 쓰는 것이 유용합니다. 또한 폐에 물이 차서 호흡곤란이 오는 환자는 항상성이고 뭐고 일단 무조건 물을 빼고 봐야 합니다. 이럴 때는 양약을 써야 합니다. 양약은 항상성을 고려하기보다는 특정한 타깃을 설정하고 무조건적으로 작용합니다. 전립선 치료로 개발된 약이 탈모에도 효과가 있는 것은 신기한 일이 아닙니다. 프로스카라고 불리는 이 약은 DHT라는 물질이 생기는 것을 억제하는 것이 특기이므로 이 결과가 신체의 어느 부위에 나타나던 그것은 상관하지 않는다는 것입니다. 스테로이드만 하더라도 기관지에 생기는 염증은 억제하되 체중증가, 골다공증 등은 없었으면 좋겠지만 그런 개별적인 요구사항은 들어주지 않습니다. 양약은 강력하고도 어찌 보면 세밀하기도 하지만 아군과 적군을 구분하지는 않습니다. 조준이 정확한 최신 탱크라 하더라도 포탄이 터지는 곳에는 아군, 적군의 구분이 없는 것과 마찬가지입니다. 한약은 활용하는 사람과 상황에 따라 결과는 때로 다를 수도 있지만 아군과 적군을 구분할 뿐만 아니라 효과도 강력합니다.

▶ 누가 더 좋은 약이에요?

그러면 양약, 한약 중에 어떤 것이 더 좋냐고요? 좋냐는 말에는 대답을 못하겠습니다. 만약 더 필요한 것이 무엇이냐고 묻는다면 양약이라고 대답하겠습니다. 목숨이 위급할 때는 양약이 필요한 순간이 많기 때문입니다. 그러면 왜 좋냐는 대답에는 OK대답을 할 수 없는고 하니 우리는 소 잡는 칼도 필요하고 닭 잡는 칼도 필요하기 때문입니다. 소 잡는 칼이 크다고 해서 닭 잡는 칼보다 좋다고 말할 수는 없지 않습니까? 경우에 따라서 이 칼이 좋을 수도 있고 저 칼이 좋을 수도 있는 것입니다. 목숨만 살려주신다면 어떻게 살든 상관없는 대역죄인이라면 모르지만 우리는 말 그대로 건강하게 살아야 할 사람 아닙니까?

▶ 정장에 운동화? 운동복에 구두?

위에서 천식을 예로 들었지만 천식만 하더라도 관리가 잘 안 되어서 심한 호흡곤란으로 응급실에 내원한 환자에서는 기관지 확장제와 스테로이드 치료를 집중적으로 실시해야겠지만, 병원 외래 시절 보았던 환자 중에는 한방치료를 통해 스테로이드를 천천히 줄여가며 관해 상태에 접어드는 행복을 누린 분도 많습니다. 상황에 맞는 치료가 최선의 치료고 그것을 올바르게 추천하는 것이 의료인입니다.

▶ 나는 좋았는데 너는 별로였어?

그런데 한약 먹고 많이 좋아졌다는 사람도 있지만 어떤 사람은 큰 효과를 못 봤다고 이야기하는 사람도 있습니다. 이는 왜 그럴까요? 그것은 우리 몸이 기계가 아니기 때문입니다. 몸의 상태가 좋으면 잘 받아들이고 빨리 좋아지지만 몸의 상태가 워낙 엉망이었으면 정상궤도로 진입하는데 시간이 더 걸립니다. 우리 몸이 자동차 엔진 같이 공장에서 찍어내는 기계라면 가솔린 얼마 주입하면 몇 키로 간다는 거 딱 답이 나올 겁니다. 하지만 우리는 살아있는 생명체입니다. '정석'이라는 수학교재는 오랜 기간 사랑받고 있는 좋은 교재입니다. 하지만 모든 학생이 정석으로 공부를 한다고 해도 똑 같은 수학성적을 받던가요? 인수분해를 못하는 학생에겐 정석이 아무리 그래프 그려가며 이차함수를 친절히 설명해도 그냥 자장가일 뿐입니다. 받아들이는 학생의 능력이 다른데 어찌 결과가 같겠습니까? 수학실력이 반에서 10등이면 정석실력 한 번 보는 것보다 정석기초를 여러 번 보는 게 낫지 않겠습니까?

▶ 나도 웃통을 까면 사람들이 자지러지겠지?

요즘 한의학을 연구하는 과학자 중에는 이렇게 연구하는 분도 있습니다. '감기에 계지탕을 쓴다고 했지. 그 계지탕을 구성하는 한약 중에는 마황이 있고 마황의 주성분에는 에페드린이 있다. 그러면 에페드린을 추출한 다음 모든 환자에게 투여해서 열이 1시간 후 몇 도 떨어지는지 보면 계지탕의 효과를 알 수 있겠군…' 여러분 어떻게 생각하십니까? 잘 모르시겠다고요? 가수 '비'가 댄스 공연 중에 옷을 찢고 상의를 풀어헤치면 대부분의 여성이 열광합니다. 하지만 이는 비가 보여주는 공연전체가 짜임새가 있고 옆집 아저씨가 아닌 가수 '비'가 하기 때문에 이런 반응이 있는 겁니다. 그런데 연구 주제를 '상의를 풀어헤치는 것이 한국 20대 여성에게 미치는 반향'이라고 잡으면 결과가 제대로 나오겠습니까?

▶ 사냥개는 사냥 성공률로 평가하라

한약을 기미와 배합을 무시한 채 성분으로 분석해서 약제 각각의 주성분으로만 연구를 하고 결과(그것도 부분적인 결과)를 비교해서 평가하겠다는 것은 별로 합리적이지 않은 생각입니다. 사냥개가 있으면 산에 풀어서 토끼를 잡아오는 확률로 능력을 살피면 되지, 사냥개 눈의 동체시력을 분석할 필요는 없다는 말씀입니다. 드라이브 비거리 얼마라는 것으로 어떤 골프 선수가 어떤 코스에서 몇 타를 칠 지 어떻게 알 수 있습니까? 18홀 풀게임 하는 것을 몇 번 보고 나서야 파3홀에 강한지 파5홀에 강한지 어떤 코스에서는 어느 정도 결과를 보일지 알 수 있는 겁니다.

▶ 지금은 데이터 정립 없으면 안 되는 시대입니다

한의학에는 정립된 데이터가 없다고 하는데 그동안 그 부분이 약했습니다. 어떤 병에도 심한 정도와 가벼운 정도가 있을 것이고 투약 결과도 몇 %가 좋아진다고 말해줬으면 좋았을 텐데 그 구분을 세세히 하고 현대의 통계학적인 기록을 시도한 책은 없었습니다. 예전에는 진단 역시 사람이 했고 그렇다보니 기준이 계속 바뀔 수 있는 점을 고려하면 정상참작을 해줄 만도 합니다. 그러나 지금은 진단을 정확하게 하는 것이 중요하고 과학이나 기술의 발전이 이것을 가능하게 해주고 있습니다. 지금의 한의학은 이것을 적극 수용하고 있습니다. 즉 감기라는 질병이 있으면 에페드린으로 열을 몇도 떨어뜨리겠다는 연구는 하지 않지만 쌍화탕을 먹었을 때 감기 환자 몇 프로 정도가 호전되는 지를 연구하고 있습니다. 그리고 이웃나라 일본은 이미 여러 분야에서 이런 정립된 데이터를 가지고 있습니다. 그래서 일본에서는 감기에 걸리면 일단 한약을 투여하고 그 중에서 낫지 않고 열이 지속되고 증세가 심해지는 환자에서만 해열제와 항생제 치료를 합니다.

▶ "이 약 먹으면 나아요? 안 나아요?"

저는 당연히 그런 데이터를 축적하고 있습니다. 그러므로 이렇게 정립된 데이터를 바탕으로 한의원만 오면 아직도 "이 약 먹으면 나아요? 안 나아요?" 이렇게 묻는 환자에게 다음과 같이 대답하겠습니다. "당신은 현재 FEV1이 어느 정도니 어떤 단계라고 현대의학에서 진단을 하고 있으며 내가 당신을 살펴보니 맥도 힘이 있고 설태도 좋습니다. 보조호흡근의 능력이 조금 떨어지는 것이 마음에 걸리기는 하지만 약을 복용하고 지시를 잘 따르면 앞으로 3개월 후에 6분간 걷는 거리는 ○○%~○○%정도의 개선효과가 있을 겁니다."

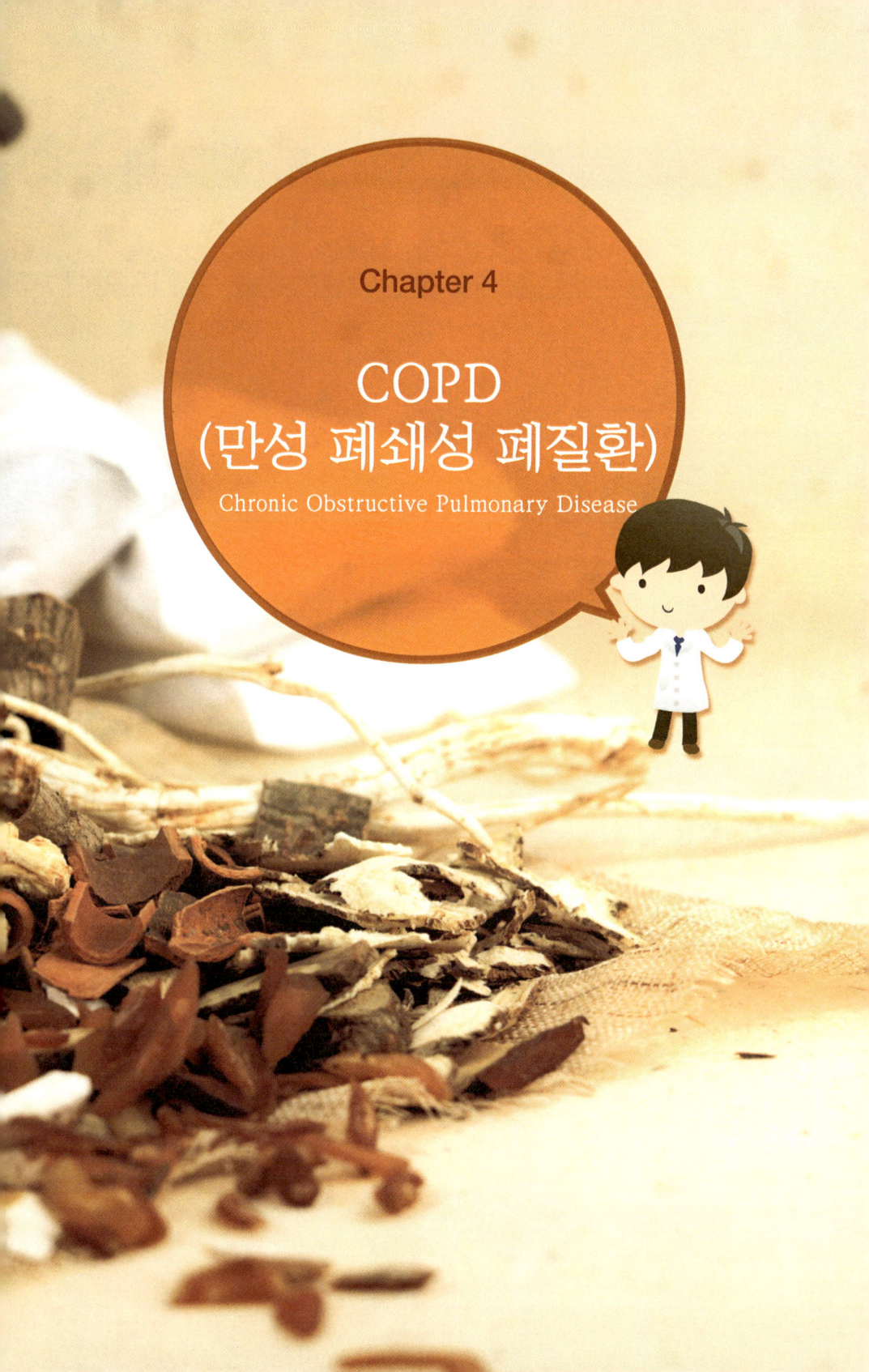

Chapter 4
COPD
(만성 폐쇄성 폐질환)
Chronic Obstructive Pulmonary Disease

CHAPTER 4. COPD(만성 폐쇄성 폐질환)
Chronic Obstructive Pulmonary Disease

1. COPD의 개요

■ 암보다 무서운 병이라던데… 치료법이 살 빼세요?

　네 번째 소개하는 질환인 COPD에 관한 생각을 도서관에 가서 정리해 보려는 날(2011.3.16)이었습니다. 에필로그에 간혹 우연이었다고 생각했던 길이 필연이라고 생각되어질 때가 있다고 했는데 그 날도 그런 생각이 드는 오전이었습니다. 그 시간에 보통 TV를 보는 일이 없는데 일본의 지진 사태가 궁금하여 켰더니 공중파 아침프로에 COPD를 소개하고 있었습니다. 그때 COPD를 소개하는 제목이 이 단락의 소제목에 해당되는 저 글귀 '암보다 무서운 병: 만성 폐쇄성 폐질환'이었습니다. 잠깐 뉴스만 확인하고 돌리려고 했던 발길을 멈추고 40분 가까이 이어진 방송을 메모해가며 한번 집중하여 시청해보았습니다. 그 분야에 권위를 갖춘 분을 섭외하는 공중파 아침 프로그램인 만큼 두 석학께서 간단명료하게 COPD를 설명해주셨습니다. 40분을 할애한 방송의 요지는 이러합니다. 'COPD라는 고통스러운 질병은 금연이 최선의 예방이자 치료이다' 도대체 어떤 질병이길래 '금연이 최선이다'라는 말 밖에 할 수 없었을까요? "옷 잘 입으려면 어떻게 입어야 되죠?"라는 질문에 "살 빼세요"라는 대답만큼이나 환자의 입장에서는 한숨이 세어 나오게 하는 이야기 같이 느껴질까요.

왜 다른 질병과 달리 COPD만 상한가를 치는 거죠?

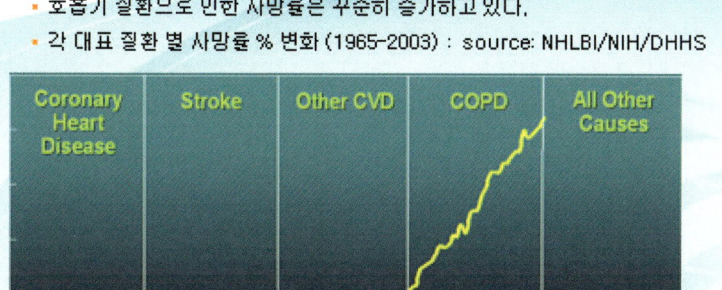

위 그래프는 COPD환자의 사망률을 보여 주는 그래프입니다. 조금 이상하지 않으신가요? 다른 질환은 사망률이 조금씩 줄어들고 있는데 왜 COPD만 독야청청 사망률이 높아지고만 있는 것일까요? 현대의학이 과학의 발전과 더불어 진단과 치료에서도 큰 발전을 이루어낸 오늘날 저렇게 COPD만 거꾸로 가고 있다는 것은 무엇을 의미할까요? COPD에 대한 기존 의료의 접근 방법과 치료가 문제가 있지는 않을까요. 이 책을 읽어보시면서 한번 곰곰이 생각해 보시기 바랍니다.

■ COPD의 정의

'금연이 최선이다.'라는 이야기만으로는 안심도 희망도 될 수 없는 COPD의 개념을 한번 잡아봅시다. COPD의 정의는 이렇습니다. 만성적이고 반복적으로 나타나는 기도 호기유속의 감소에 의한 기도폐쇄증상을 초래하는 질환군으로 만성기관지염 및 폐기종의 두 질환으로 대별될 수 있으나 병이 진행되면 두 질환의 임상증상 및 검사소견이 혼합되어 나타나는 양상을 보여 두 질환을 감별하기 힘든 경우가 많고 치료법 역시 대동소이하여 총칭하여 만성폐쇄성 폐질환이라 부릅니다.

■ 기도폐쇄의 결과는 호흡곤란(COPD의 주증상)

위 정의에 해당되는 단락에서 첫 번째 줄과 두 번째 줄에 걸쳐 설명하는 기도 폐쇄증상이라는 것은 무엇을 말하는 걸까요?

바로 호흡곤란입니다. 호흡이라는 것은 숨을 들이쉬고 내쉬고의 과정 모두를 말하는 것입니다. 단지 들이쉬는 것만을 호흡이라 하지 않습니다. 중학교 생물시간에 배운 것처럼 들이쉬는 과정을 통해 인체는 산소를 가져오고 내쉬는 과정을 통해 이산화탄소를 내뱉습니다. 폐쇄라는 말은 갇혀서 나갈 수 없다는 말이니 기도폐쇄는 즉 이산화탄소가 나갈 수 없다는 이야기입니다. 그리고 우리 몸은 특히 이렇게 배출되지 못하는 이산화탄소에 굉장히 민감해지고 결과가 호흡곤란으로 나타납니다. COPD는 기침, 가래 등 다른 증상도 가질 수 있지만 이런 증상을 정의에 거론하지 않은 것은 기타 증상은 애교라고 볼 정도로 호흡곤란이라는 증상이 심하고 고통스럽기 때문입니다. 중증의 COPD환자는 밥 먹을 때 숨이 차서 밥을 한 번에 삼키기도 힘들어하고 혼자서 머리를 숙여서 감을 수도 없을 정도입니다. 정신은 멀쩡한데 몸은 너무나 고통스러운 병과를 밟기에 암보다 무섭다고 말하는 것이기도 합니다.

■ 기도 폐쇄의 두 가지 경우

이런 기도 폐쇄는 어떤 상황에서 발생할까요? 대부분의 사람은 아마 한 가지 경우만을 떠올릴 겁니다. 기도라는 파이프를 가래 같은 무엇인가가 막고 있어서 폐쇄되는 병을 말하는 것이구나… 채점 결과는? 50점입니다. 반은 맞았습니다. 반만 맞게 된 원인은 우리 몸의 기도는 파이프 같은 고철덩어리가 아니라 살아있는 탄력조직이기 때문입니다. 공기가 드나드는 통로인 동시에 그러한 공기를 들이쉬고 내뱉는 동력을 만들어주는 탄성조직입니다. 숨을 쉬면 폐가 늘어났다 줄었다 하지 않습니까. 그런데 이러한 탄성조직인 기도가 들이마신 공기를 만약 제대로 짜내지(내뱉지) 못한다면 결과적으로 폐쇄된 것과 같은 결과가 만들어집니다. 이 두 가지 경우를 모두 생각하셔야 100점을 드릴 수 있습니다.

■ COPD: 만성기관지염, 폐기종을 포함한 기도질환의 종착역

두 가지 경우를 모두 머리 속에 기억하시면 세 번째 줄과 네 번째 줄의 설명도 쉽게 됩니다. 기도에 무엇인가가 길을 막고 있어서 말 그대로 폐쇄되는 경우에 해당되는 질병이 만성기관지염이고 폐가 제대로 내뱉지 못해서 결과적으로 폐쇄되는 질병이 폐기종입니다. 그런데 정의 단락의 끝부분을 보면 두 질환이 혼합되어 나타나는 경우가 많다고 했는데 실은 두 질환뿐만 아니라 COPD는 대다수 기도질환의 종착역입니다. 호흡기 질환이라는 것은 모두 '기도(airway)'라는 유일한 동시에 전부인 공통분모에서 증상이 발현되는 질병입니다. 크게 소개되지는 않았지만 천식 또한 경과가 나빠지면 가역적이던 기도폐쇄(때때로 숨을 쉬기 어려워지는 것)가 비가역적으로 바뀌면서(기도가 완전히 손상) COPD가 될 수 있고 만성기관지염의 원인이 되는 질환이야말로 기관지확장증, 결핵, 폐렴 등등 워낙 많으니 결국 COPD는 기도질환의 종착역이고 가장 상태가 악화되었음을 시사하는 질환명이라고 생각하셔도 무방합니다. 그래서 COPD환자의 기도를 보면 '기도개형(airway remodeling)'이 보입니다. 기도가 정상적인 모습을 완전히 벗어나 형태적으로 파손되었다는 이야기입니다. 그래서 만성기관지염과 폐기종이 같이 나타나는 경우가 많은 것입니다.

■ COPD의 위험인자: 흡연, 공해, 노화

그러면 COPD는 왜 생길까요? COPD의 원인이 여러 호흡기 질환이기 때문에 이 질문은 어쩌면 '호흡기 질환은 왜 생길까요?' 라는 말처럼 질문의 범위가 광범위합니다. 그래서 보통은 COPD의 유병률이 왜 높아지는지 또는 COPD의 악화요인은 무엇이 있는지 살펴봅니다. 현재 제시되고 있는 주요원인은 흡연, 오염된 공기, 노화입니다. 이러한 인자들이 왜 COPD를 악화시키는지 그리고 이것으로만 충분히 설명이 되는지 한번 고민해봅시다.

■ 흡연: 폐질환의 흉악범

먼저 흡연은 명명백백한 호흡기질환의 적입니다. 기관지점막은 우리 몸 안에 있어서 눈에 직접 보이지 않을 뿐 예민한 조직입니다. 피부에 트러블이 생기면 거울로 보고 걱정이라도 하겠지만, 폐의 점막은 내가 직접 그 꼴을 보지 않아도 된다는 이유로 혹사당하고 있는 겁니다. 구강 안에 있는 조직을 만져보십시오. 피부장벽보다 훨씬 얇고 예민합니다. 기도점막도 마찬가지입니다. 기도점막은 보초병이 점액과 섬모 둘 밖에 없습니다. 호흡을 통해 산소와 이산화탄소를 효율적으로 교환하려면 두꺼운 보호막을 두를 수가 없는 것이지요. 곱게 다루어도 모자랄 판에 거기다 대고 담배연기를 내뿜는 것은? 이것은 더 설명이 필요 없겠습니다.

■ 공해와 노화

오염된 공기도 흡연과 마찬가지 이유로 악영향을 끼칩니다. 단지 공장의 매연, 자동차 배출가스 등 우리가 잘 알고 있는 공기를 악화시키는 요인뿐만 아니라 새집 증후군 같이 공업합성물질에서 나오는 눈에 잘 보이지 않는 요소도 폐를 통해 몸에 침착되고 이러한 물질이 알레르기를 유발하는 요소가 됨은 최근에 밝혀지고 있습니다. 마지막으로 노화를 살펴봅시다. 나이 먹은 게 죄입니다. 적어도 몸에는 그렇습니다. 나이가 들면 자연히 폐기종 같은 폐의 구조적 결함도 조금씩 생길 수 있고 폐활량 등의 폐기능도 자연히 떨어집니다. 그러니 COPD의 악화요인인 것은 분명합니다. 폐기능을 측정할 때 개인별로 정상기준이 다른데 나이도 그런 기준을 설정하는 지표입니다. 노화는 단지 호흡기 질환뿐만 아니라 암 등의 발생율과도 관련이 많습니다. 현재 우리의 평균 수명은 예전에 비해 늘어났고 나이가 들면 발병할 수밖에 없는 질병의 유병률은 높아지고 있습니다.

■ 하나마나한 소리에요…

이상 알아본 원인이 전부일까요? 보통 원인을 공부하면 병의 정체가 어렴풋이 보이는데 위의 요인들은 쉽게 수긍은 가지만 COPD의 정체를 밝혀내기에는 너무나 부족한 느낌 없으신가요? 또 수긍은 가지만 내가 어찌해볼 도리가 없는 원인들 아니냐는 생각도 드실 겁니다. 흡연 결심이야 새해마다 하는 신년맞이 행사이고, 공해는 정부가 어떻게 해줘야 되고, 늙으면 악화된다고 죽을 수는 없는 일 아니냐고 반문하시는 게 당연합니다.

■ COPD: 저는 어둠속에 맹수가 아니에요

위에 제시된 머릿속 이해는 쉽지만 실제 컨트롤 하기는 쉽지 않은 인자들은 COPD의 확정적 위험인자입니다. 그런데 오히려 확정적 위험인자보다는 잠재적으로 높은 위험인자를 통하면 COPD를 해석하는데 효과적입니다. 잠재적으로 높은 위험인자에는 대표적으로 빈곤이 있습니다. 질병의 원인이 빈곤이라…어떻게 해석해야 될까요? 못 먹어 일까요? 아니면 환경이 불결해서 일까요? 물론 이 질문에 완전히 아니라고는 말을 못하겠지만 저는 조금 다르게 생각합니다. 이제는 사실상 북한처럼 못 먹고 못 입는 가난이 아니라 상대적 가난의 경우가 많고, 같은 하늘 아래 사는데 공기가 다르면 얼마나 다르겠습니까? 대신 '지속적인 질병상태(감염)에 노출되는 경우가 많다'라고 해석하고 싶습니다. 누구나 병에는 걸립니다. 그리고 대부분의 사람은 제때 치료를 하고자 애를 씁니다. 반면 가난한 사람은 치료의 때를 미루는 경우가 많습니다. '그냥 좀 참고 지나면 괜찮아지겠지…' '의사선생님께서 치료를 계속 받아야 된다는데 그러면 돈이 얼마야…' 이런 경우가 부지기수입니다. 즉 COPD의 원인이 되는 질환이 있을 때 치료의 시기를 놓치는 경우가 많고 이런 상황이 이어지면 폐는 지속적인 감염에 노출되고 기도개형(기도가 망가짐)의 결과로 연결됩니다. 가난한 사람 중에 이런 상황에 처하는 경우가 많다는 것이지 가난한 사람만 COPD에 걸린다는 말은 결코 아닙니다. 기침가래 좀 나와도 자신의 건강을 맹신하는 사람, 아무리 안 좋다고 해도 금연하지 못하는 사람, 폐가 원래 약하게 태어난 사람 역시도 결과적으로는 위의 경우와 비슷한 경과를 보입니다. 그래서 COPD의 임상적인 발병원인을 살펴볼 경우 이렇게도 말할 수 있습니다. 'COPD는 기존의 호흡기 질환을 잘못 치료해서 악화된 경우이다. 잘못 치료됨에는 흡연, 적절하지 못한 치료 시기와 방법을 포함한다' COPD는 암보다 무서운 병이라고 했는데 어느 날 갑자기 사형선고를 받는 암과는 다릅니다. 소리 소문 없이 맹수처럼 덮치는 것이 아니라 뜨거운 물속 개구리처럼 천천히 죽어가고 있는데 우리가 인지하지 않을 뿐입니다.

CHAPTER 4. COPD(만성 폐쇄성 폐질환)
Chronic Obstructive Pulmonary Disease

2. COPD의 중간역(폐기종과 만성 기관지염)

■ 소 잃고 외양간 잘 고쳐라

그러면 COPD환자는 언제쯤 본인이 문제가 있다는 것을 알게 될까요? 종합검진 때 알 수 있다면 좋지만 COPD환자는 종합검사에서는 병이 안 나타나는 수가 많습니다. Chest CT나 폐기능 검사가 효과적인 검사법인데 이 방법은 종합검사에는 포함되지 않는 경우도 많기 때문입니다. 그래서 본인이 결국 호흡곤란을 심하게 느껴서 병원을 내원할 때 비로소 진단받는 경우가 많습니다. 가령 호흡곤란이 00%정도 진행되면 미리 몸에서 빨간불이 들어오고 COPD의 조짐이 보인다고 경고해주면 좋지만 대부분의 사람은 이 정도에서는 '내가 운동부족이어서 숨이 찬 거겠지…' 이렇게 생각하고 넘어가 버립니다. 그래서 증상은 이미 있었지만 그 증상이 좀 심해지고 나야 병원을 방문하는 것입니다. 이때는 이미 40%정도의 폐기능이 떨어지고 나서인 경우가 많습니다. 이 정도도 나쁜 상황은 아닙니다. 이 정도만 유지되어도 여생을 사는데 큰 문제는 아닙니다. 이쯤에서 진단받을 수 있는 병이 폐기종이나 만성기관지염입니다. COPD라는 대장이 있다면 이는 중간보스쯤에 해당된다고 보면 됩니다. COPD라는 모두를 품고 있는 최종단계를 가기 전에 이 단계에서 해결을 하는 것이 치료에서는 최선입니다. 소 잃고 외양간 고

치냐는 속담은 미리 대처하지 않음을 꼬집는 말이지만 반대로 외양간을 튼튼히 고친다면 사고처리를 신속하고 확실히 한다고 해석할 수도 있습니다. COPD 환자분의 상황은 이와 같습니다. 소 잃은 정도의 피해는 이미 입었습니다. 잃은 소 다시 찾을 수도 없습니다. 그러나 잘 고치면 앞으로는 괜찮습니다.

■ 폐기종: 터져버린 포도송이

먼저 폐기종은 어떤 병일까요? 만성기관지염이 특별한 검사 없이 증상만으로 진단을 내리는데 반해 폐기종은 검사를 통해서만 확진을 내립니다. 폐기종의 정의를 보면 이해하실 수 있습니다. 폐기종의 정의는 이렇습니다. "종말세기관지 이하의 항구적 확장을 보이고 폐포벽의 파괴를 초래하여 탄성반도압력의 감소로 인하여 호기시 비가역적인 기도폐쇄를 일으키는 질환"입니다. COPD의 개요를 설명할 때 말씀드린 폐포가 탄력성을 상실하여 공기를 제대로 짜내지 못하는 병입니다. 우리의 폐는 마치 포도송이처럼 이루어져 있는데 각각의 포도송이를 나누던 벽이 파괴되어 포도송이 하나하나가 낱개의 방으로 존재하지 못하고 벽을 트고 합쳐버린 형태입니다. 포도 알맹이가 흐물흐물하면 끝물입니다. 폐포 역시도 마찬가지입니다. 탁 트이고 공기가 드나들기 좋지 않냐고 생각하실 수 있지만 전혀 그렇지 않을 뿐만 아니라 2가지 측면에서 문제를 일으킵니다. 첫 번째는 면적의 감소입니다. 폐포 하나하나가 따로 존재할 때만이 각 단면적의 합이 넓어지고 그 면적을 통해 모세혈관이 산소와 이산화탄소의 교환을 원활히 할 수 있는데 폐포가 합쳐지면 호흡

활동 면적이 줄어든 것과 마찬가지입니다. 두 번째로는 공기를 잘 짜낼 수 없습니다. 각 폐포가 정상적인 구조를 이루고 있을 때만이 탄력성을 유지하여 공기를 들이마시고 내뱉고를 원활히 하는데 폐 조직의 elastin이 파괴되면 탄성반도압(elastic recoil pressure: 늘어났다 원래로 복구되는 힘)이 감소하여 폐포 내에 공기가 많이 남아 있게 됩니다. 폐에 공기가 아무리 많이 들어있다고 해도 이렇게 교환되지 않는 공기는 죽은 공기와 마찬가지입니다. 가슴이 드럼통 같아도 공기가 교환되어야 마라도나가 되는 것이지, 교환되지 못한 공기가 쌓여서 흉곽만 확장된 폐기종 환자는 1분도 뛰지 못합니다.

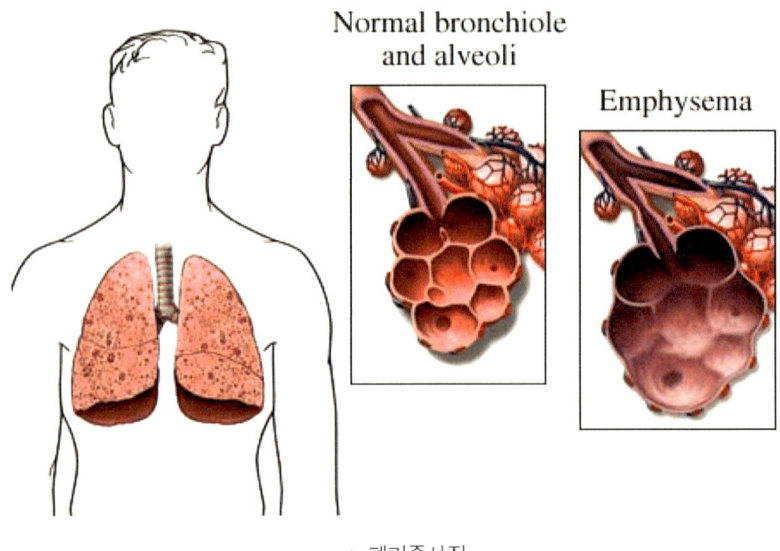

▲ 폐기종사진

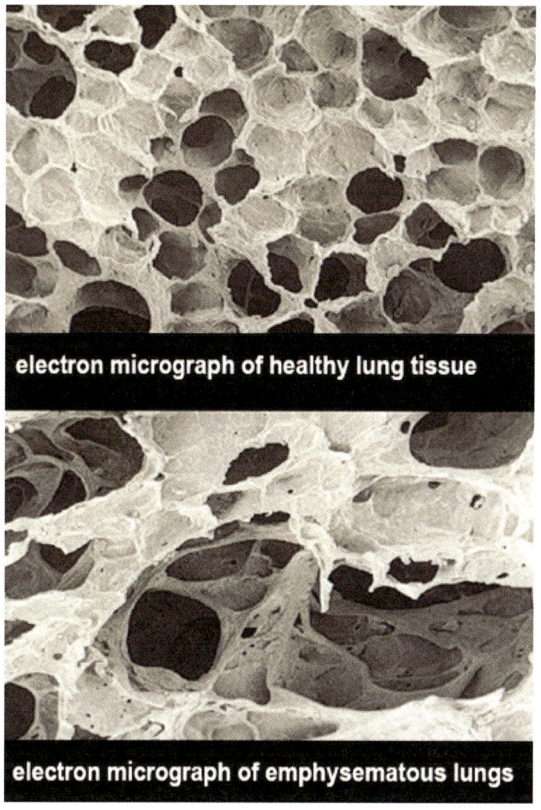

▲ 폐기종 폐포와 정상 폐포와의 비교

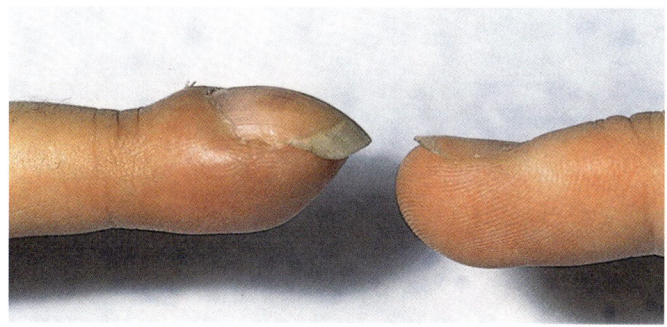

▲ 곤봉지: COPD 환자의 손톱 모습

■ 게놈 치료제만 있다면 좋지만…

폐기종은 왜 생길까요? 이에 대한 현재 의학계의 대답은 유전 밖에 없습니다. 인체 내의 protease(폐조직을 파괴하는 요소)를 억제하는 효소인 α1-antitrypsin결핍증입니다. 그런데 그러면 폐기종이 있는 모든 환자는 α1-antitrypsin결핍증일까요? 그것은 아닙니다. 질병의 원인이 오로지 유전이라면 누군가가 유전자 치료제를 만드는 그날까지 손 놓고 있어야 합니다. 그러나 그렇지 않다면 질병의 원인을 살펴보고 진행을 늦추는 것이 우리가 할 일입니다.

■ 나에게는 들켜버린 위장전술

폐기종 환자는 유전, 일부 흡연 외에 뚜렷한 원인에 대한 연구가 없었기 때문에 치료도 사실상 없습니다. 정기적으로 폐기능 검사를 통해 당신은 폐기능이 어떤 정도로 나빠지고 있다고 결과 통보만 해줄 뿐이지요. 아주 심해진 상태에서는 산소요법도 하고 기관지염등과 합병되어 증상치료를 하지만 폐기종우세형으로 뚜렷이 보이는 환자는 기침, 가래도 심하지 않습니다. 그래서 병이 심해지기 전에는 손댈만한 건덕지도 별로 없습니다. 그러나 아이러니하게도 손댈만한 건덕지가 없는 부분에서 치료의 힌트를 찾을 수 있습니다. 기침 가래가 없다? 이상하지 않습니까? 호흡기 질환인데… 기침 가래가 없다뇨? 기침은 폐의 보안견이라 하지 않았나요? 개가 집 안 지키고 놀러나갔나요?

■ 폐기종과 기흉 너희 닮았구나! 같은데서 했어?

그런데 이와 같이 기침 가래가 없는 호흡기 질병이 하나 더 있습니다. 생각하시기 힘드실 텐데… 정답은 기흉입니다. 기흉 환자도 가래와 기침이 없습니다. "당연히 흉막에 구멍이 난 거니까 그런 게 없잖아요"라고 이야기할 수 있지만 왜 기흉으로 오는 환자는 하나같이 마르고 흴까요? 기흉 환자가 닭도 아닌데 기름기 쏙 빠졌다는 느낌 안 받으셨나요? 그냥 결과적으로 그런 환자가 걸리더라는 연구 결과니까 그냥 그렇구나 하고 넘어가신다면 앞으로도 기흉은 원인불명의 질병일 뿐입니다. 기흉 편에서 다시 설명을 드리겠지만 폐기종과 기흉은 조(燥: 마르다, 건조하다)라는 공통점이 있습니다. 두 질환 모두 증상에 기침 가래가 별로 없고 환자는 보통 말랐습니다. 기흉은 흉막에 구멍이 뚫리고 보통 젊은 나이에 질병이 생긴다면 폐기종은 폐포에 구멍이 뚫리고 보통 중년이후(단, 유전적인 경우는 젊은 시절에 이미 심화됨) 질병이 생깁니다. 제가 이렇게 말하면 아마 누군가는 폐포에 공기가 들어갈 때는 포화수증기 상태로 들어가는데 폐가 건조하다니 말도 안 된다고 이야기하겠지만 가슴기를 틀면 수증기 나오는 입구야 촉촉합니다만 어디 방 전체가 그렇던가요?

■ 3분 보는 사람한테도 다 보이는데

한의학에서는 같은 질병이라도 보이는 증상에 따라 폐음허증, 신양허증 등등으로 이 '증(흔히 발음상 쯩)'을 판단하고 치료도 달리하는데 폐기종과 기흉은 병은 달라도 증상으로 판단하면 같은 쯩입니다. 보통 의사는 질병을 중요시하고 검사기기를 통해 진단, 치료하기 때문에 환자들의 생김새는 잘 관찰하지 않습니다. 환자 얼굴 빤히 몸 빤히 쳐다보는 선생님 없습니다. 거기에는 검사결과가 없으니까요. '3분진료'라는 말이 괜히 있는 게 아니라 3분 이내에 충분히 진료를 할 수 있기 때문에 그렇습니다. 3분이 뭐야 사실 1분 안에도 충분히 의사선생님은 챙길 거 다 챙겨봅니다. 환자 소홀히 하시는 선생님 아닙니다. 오히려 3분 보시는 선생님은 충청도 양반일 겁니다. 그런데 그런 의사가 보기에도 신기하리 만큼 환자가 보이는 외관상 차이가 두드러지니까 COPD를 A형(폐기종 우세형), B형(만성기관지염 우세형)으로 나누고 기흉의 특징적인 외관이 있다고 언급하는 겁니다. 이것은 한의사에게는 결정적인 치료의 단서가 되는 것이고요.

환자의 모습비교

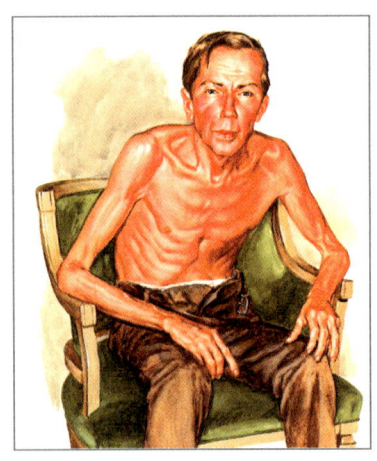 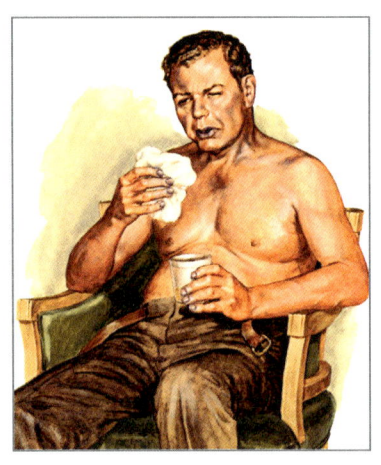

▲ A: 폐기종 우세형　　　　　　▲ B: 만성기관지염 우세형

- **만성기관지염: 폐기종 = 송강호 : 강동원**

만성기관지염과 폐기종은 COPD라는 같은 대장 아래 있는 부하이기에 겹치는 부분이 일부 있기는 하지만 각자의 영역이 있습니다. 만성기관지염은 폐기종과 어떻게 다를까요? 혹시 '의형제'라는 영화 보셨나요? 환자분들에게 각인되기 쉽게 설명하자면 만성기관지염이 배우 송강호 씨라면 폐기종은 강동원 씨입니다. 만성기관지염은 진단 자체가 친근한 방법으로 할 수 있고 환자분들의 모습 또한 송강호씨와 닮았습니다. 반면에 폐기종은 까칠한 병입니다. 폐기종 같다는 심증이 있다고 해도 폐기종이라고 아무렇게나 진단할 수 없습니다. 흉부 CT촬영을 통해 종말세기관지의 파괴가 인정되어야 합니다. 그리고 폐기종 환자의 모습은 강동원 씨와 닮았습니다. 혹시 폐기종 우세형을 뜻하는 'pink puffer'라는 단어와 만성기관지염 우세형을 뜻하는 'blue bloater'로 검색을 해서 제시되는 사진을 보시면 제 표현이 완전히 무리가 아님을 알아차릴 겁니다.

- **누런 가래 툭~**

졸지에 송강호라고 불리게 된 만성기관지염을 정의부터 한 번 살펴봅시다. "임상적으로는 기도 점액의 분비가 증가하고 객담을 동반하는 기침이 1년에 3개월 이상 2년 연속적으로 나타나며 기관지 확장증이나 폐결핵 등 호흡기증상을 유발시킬 수 있는 특별한 질환이 없을 때 만성기관지염이라 한다" 즉 만성기관지염은 심한 가래가 특징입니다. 좋아하는 배우인 송강호 씨를 이렇게 비유해서 죄송하지만⋯ 송강호 씨가 피다만 담배꽁초를 발로 비벼 끄면서 가래 툭

(찍 아닙니다. 한웅큼의 느낌으로. 특히 누런 가래) 뱉는 장면 너무 자연스럽게 상상되지 않습니까? 강동원 씨가 그러는 모습 잘 상상되시나요? 강동원 씨는 말없이 다소 힘들어하는 눈빛으로 단지 숨 쉬기 힘겨워하는 모습이 더 어울리지 않습니까? 그리고 송강호 씨 수하에는 같이 지저분한 부하들이 많을 것 같은 반면 강동원 씨는 왠지 조용히 혼자 움직일 것 같은데, 실제로 만성기관지염은 기관지확장증, 폐렴, 결핵 등의 반복되는 기도 염증이 원인이 되고 폐기종은 특별히 이런 질환들을 동반하지 않습니다. 청진을 해도 송강호 씨는 왠지 이런저런 잡음이 많이 들릴 것 같고 강동원 씨는 쥐죽은 듯 조용할 것 같지 않습니까? 바로 이런 모습들이 전형적으로 대비되는 만성기관지염과 폐기종의 모습입니다. 진단부터 증상까지 두루뭉술하고 지저분한 병이 만성기관지염이라면 진단과 증상이 섬세하고 예민한 병이 폐기종입니다.

CHAPTER 4. COPD(만성 폐쇄성 폐질환)
Chronic Obstructive Pulmonary Disease

3. COPD의 치료

COPD는 가만히 두면 암보다 고통스러운 병이며 말기에 오면 치료가 힘든 병이라는 것은 이제 알게 되어서 치료를 하긴 해야 되겠는데 현재는 이 병을 어떻게 치료하고 있으며 이렇게 치료를 해도 증상의 변화 없이 상태가 나빠지는 분들은 어떻게 해야 될까요?

■ 멀쩡한 기도로 다시 바꿔주실 거죠?

설마 제 글을 찬찬히 읽은 분들 중에서 위와 같은 질문을 하시는 분들은 없으리라 생각됩니다. COPD환자가 완치를 목표로 하고 계시다면 이것은 거의 불가능합니다. 그리고 완치를 시켜주겠다는 병원을 찾으셔도 안 됩니다. 거의 불가능인 것만큼 거의 사기꾼이라고 보셔도 됩니다. 그동안 자신의 폐가 "저 아파요 아파요" 하는 소리에 침묵하셨기 때문에 지금 와서 완치를 바라는 것은 맞지 않습니다. 기도폐쇄를 만드는 기도개형이라는 말이 이미 구조적인 결함이 생겼다는 이야기입니다. 찰흙이 굳을랑 말랑 할 때가 아니라 굳은지 한참 지났다는 이야기입니다. 대신 치료를 받으면 호흡곤란 객담 등의 증상이 호전되고 증상만 호전되면 남은 여생을 누리는 데는 크게 불편을 겪지 않을 수 있습니다. 우리는 여기에 목표를 두어야 합니다.

■ 금연: 기초공사

하나마나한 소리 같지만 금연을 일단 빼놓을 수는 없습니다. 금연을 언급하지 않고 넘어가는 것은 호흡기 질환 치료를 말할 때 일종의 범죄입니다. 일단 무조건입니다. 호흡기 질환 환자가 담배 피는 것은 살 빼려는 사람이 자기 전에 피자 한판 먹고 자는 것과 똑같습니다. 이것조차 너무 긴 설명이니 더 이상 언급하지 않겠습니다. 대신 TV에서 치료의 핵심이라고 친절히 설명해주신 금연실천

행동강령을 여기에 옮겨봅니다. 이대로 실천해 보시고 그래도 안 되는 분들은 저한테 오거나 병원으로 가십시오. 금연침을 맞거나 니코틴 패치를 붙여드릴 겁니다.

금연의 5대 행동강령

1. 금연 사실을 주위에 알린다.
2. 집중할 일과 먹을거리를 마련한다.
3. 수시로 나의 금연계기를 상기한다.
4. 고비가 오면 주변의 감시를 요청한다.
5. 금연클리닉에서 전문가의 도움을 받는다.

추가 조언

위 내용을 프린트하여 눈에 잘 보이는 곳에 붙이십시오. 외워도 안 됩니다. 자주 봐야합니다. 그리고 금연을 하게 된 계기도 크게 적어 같이 붙이십시오. 주위에 말을 하는 것이 중요합니다. 그리고 호소하십시오. 나 좀 끊게 도와 달라고. 그래야 같이 피우려는 동료도 자제하게 되고 본인도 자신의 말을 지키려고 하게 됩니다.

■ **일반적인 치료법**

일반적인 치료법이라 함은 현재 대학병원에서 COPD 환자를 치료하는 방법을 말합니다. 거의 대부분의 병원이 진단에 대한 기준과 그에 따른 치료법도 정해져 있기 때문에 큰 규모의 병원이면 치료법도 거의 동일합니다. 치료의 가장 큰 초점은 곤란과 객담입니다. 호흡곤란은 기관지확장제로 치료합니다. 병이 심화되기 전까지는 환자들은 기관지확장제에 반응을 보이며 전신적 부작용을 줄이기 위해 기도로 흡입 투여하는 제형이 주로 사용합니다. 단 주의하실 것은 바른 사용법을 익혀 충분히 흡입하는 것을 배우셔야 하며 임의로 사용해서는 안 됩니다. 흡입 치료제는 먹어서 삼키는 것이 아니라 공기로 흡입하는 것이기 때문에 호흡곤란이 있으신 분들은 숨이 짧아서 이것을 제대로 못하시는 편입니다. 그리고 이 약을 뿌리면 숨이 좀 편해지는 것 같다고 본인 임의대로 사용하시면 안 되는 이유는 혈중 농도가 적정치를 넘어서면 부작용이 생길뿐만 아니라 그 사용 횟수를 지속적으로 늘리다보면 약에 대한 의존도가 높아집니다.

객담은 기관지확장증의 치료와 거의 대동소이 합니다. 기관지확장증 치료가 바로 객담을 치료하는 것이기 때문에 기관지확장증 치료편을 참고로 하셔도 됩니다. 일단 생긴 가래는 제거가 우선이므로 체위거담이나 점액조절제 등을 통하여 제거하려고 합니다. 그래도 잘 제거되지 않고 화농성 객담이 심하고 가래검사에서 균이 검출되면 선택적으로 항생제를 투여합니다. 그리고 스테로이드 치료는 투여를 해보고 가역적인 변화가 있는 환자에게는 실시합니다. 이렇게 대응체제는 갖추어져 있지만 실제로 COPD환자는 거의 치료되지 않는다고 느끼고 실제로 그렇습니다. 특히 폐기종이 위주인 환자는 가래도 별로 없고 기관지확장제나 스테로이드에 대한 반응도 없습니다. 병리적으로 살펴봐도 그런 치료에 반응을 할 수가 없습니다. 결과적으로는 많은 COPD환자는 시도는 하되 반응은 없는 약물치료 시기를 겪은 후 이제 설명드릴 산소요법의 단계까지 가는 경우가 많습니다. 산소요법까지 설명하고 왜 실제로는 치료가 되지 않는지 살펴보고 대응책을 논의해봅시다.

■ 최후의 수단: 산소요법

 산소요법은 코로 직접 산소를 투여하는 치료입니다. 꺼낼 수 있는 마지막 카드입니다. COPD의 호흡부전은 결국 산소공급이 원활치 않게 되고 우리 몸은 산소가 어느 정도 이상 부족하면 생명에 지장을 초래하기 때문에 산소분압은 반드시 어느 정도 이상은 유지해야 됩니다. 그러면 주면 되지 뭘 고민하느냐고 하겠지만 여기에도 큰 딜레마가 있습니다. 일반적으로 우리 몸은 이산화탄소가 많아지거나 산소가 부족하면 호흡중추가 이를 느끼고 호흡이 촉진되는데 COPD 환자는 워낙 오랜 기간 동안 이런 상황을 반복하다 보니 그 중 하나인 CO_2(이산화탄소)중추가 민감하게 작동하지 않습니다. 매를 자주 맞다보니 고장이 나서 자기 몸에 CO_2가 많은지 적은지도 모르게 되어버린 상황이지요. 그런데 이런 상황에서 산소가 공급되면 바보 같은 몸은 바깥에서 일부러 산소를 더 공급해줘서 자기 몸에 산소가 많아진 것도 모르고 이제 자기 몸이 정상이 된 줄 알고 호흡자체를 안하려고 합니다. 즉 한번 산소요법을 시행하면 계속 산소요법을 해야 하는 상황이 이어질 수 있습니다. 일시적으로 축구선수가 호흡이 가빠져서 전반전이 끝나고 산소요법 하는 상황과는 완전히 다른 상황이란 말입니다. 산소가 그냥 생깁니까? 병원에 입원을 하든지 아니면 집에 산소발생기를 들여놔도 그때부터는 거의 집안의 침대가 활동무대의 전부가 되는 상황입니다. 그러니 이 치료법도 그렇게 만만히 생각할 것이 아니라 모든 것을 다 포기하고 마지막상황에서나 꺼내야 될 카드입니다.

CHAPTER 4. COPD(만성 폐쇄성 폐질환)
Chronic Obstructive Pulmonary Disease

저는 이렇게 합니다

폐기종 환자: 건강한 윤활유. 윤활유가습기+존진액탕
만성기관지염 환자: 거담제. 체위배담
말기 혼합형: 활혈기능중요. 어혈제거.

■ **잘못한 것을 바로 잡자**

　제가 COPD의 개요를 설명하면서 너무 뻔한 악화요인 말고 이후에 제시했던 임상적인 발병원인 기억하십니까? 가만히 있다가 하늘에서 툭 떨어지는 병이 아니라 COPD는 기존의 호흡기 질환을 잘못 치료해서 악화된 경우라고 설명을 드렸습니다. 잘못 치료하는 것은 환자가 금연을 못하거나 치료시기와 방법을 잘못해서라고 했고요. 잘못한 것을 바로잡는 것이 치료이니 차례대로 설명을 하겠습니다.

■ **정상인을 따라 잡으려면**

　정상인도 원래 폐기능이라는 것은 나이가 들면 떨어집니다. 천천히 완만한 곡선을 그리면서 떨어지는데 우리 폐포에 도달하는 산소는 100점 만점에 70점 정도만 되어도 충분히 세포가 먹고살만한 양이 되기 때문에 정상인은 나이가 들어도 보통 호흡이 가빠질 일은 없습니다. 그런데 흡연은 폐기능을 급격히 떨어뜨립니다. 그래서 금연을 해야 하는데 만약 한다면 45세 이전에 하시는 것이 좋습니다. 45세 이전에 금연을 하시면 떨어지는 폐기능이 다시 정상인의 곡선에 가깝게 회복을 하지만 45세 이후에는 금연을 한다하더라도 누적된 데미지 때문에 정상인의 폐기능 곡선과는 거리를 두게 됩니다. 담배 끊으십시오.

금연의 중요성 그래프

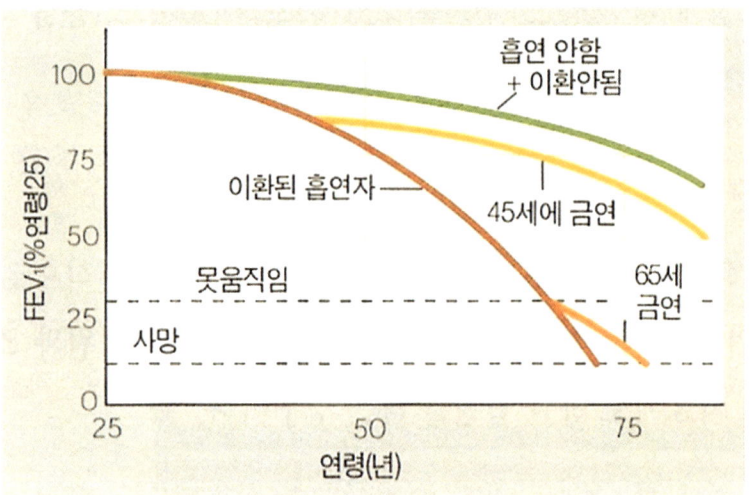

: 금연을 하더라도 그래프에서 보는 바와 같이 45세 이전에 금연을 하는 것이 더욱 도움이 됨.

- "아닙니다 저는 제때 치료했단 말입니다"

치료시기를 잘못 잡으신 것은 COPD의 싹이 보일 때 치료를 안

하는 경우입니다. 만성기관지염으로 이어진 기관지확장증, 결핵, 폐렴 등이 이에 해당하는 경우이고 이것은 강조해서 아실 것입니다. 그런데 이 부분에서 이렇게 항변하는 분들이 있으실 겁니다. "아니에요, 저는 그때 병원 다니고 했단 말이에요. 관리했는데 이렇게 됐어요" "폐기종이라고 하긴 하던데… 그냥 있어보라던데요" 맞습니다. 그렇습니다. 이런 분 많습니다. 이런 항변조차 못하시는 분들은 치료시기를 제대로 못 잡은 분들이고 이런 항의를 하시는 분들이라면 적절하지 못한 치료방법으로 치료한 경우입니다.

■ 대형을 유지하라! 그렇지 못하면…

기도는 폐의 깊숙한 곳으로 갈수록 점점 분화되는데 이것을 차례로 기관-기관지-세기관지-말단세기관지-호흡세기관지-폐포관-폐포낭으로 부릅니다. 실제 산소, 이산화탄소를 교환하는 우리가 생각하는 의미의 호흡기능을 하는 곳은 호흡세기관지부터 폐포낭까지입니다. 폐기종은 이 호흡기능을 하는 부위에서의 구조가 파괴 되는 질환입니다. 이 부분은 포도송이처럼 분화를 하고 포도송이마다 각자의 방을 가지고 있는데 문제는 포도송이의 한 곳이 파괴되면 다른 부분도 연쇄적으로 찌그러질 가능성이 많다는 것입니다. 비슷한 면적을 차지하고 서로 밀고 당겨주면서 팽팽한 압력을 유지하고 있던 대형이 한군데서 구멍이 뚫리면서 허물어지는 것입니다.

■ 건강한 윤활유의 확보!

그런데 정상인도 이런 경우 없을까요? 그리고 모든 폐포의 크기가 반드시 똑같을까요? 그렇지 않은데도 불구하고 정상인에게 간혹 폐포가 문합되어도 더 이상의 파괴는 억제해주는, 또 모든 폐포의 크기가 같지 않아도 압력을 비슷하게 유지해주는 고마운 은인이 있습니다. 계면활성제입니다. 계면활성제라는 윤활유의 역할을 하는 녀석이 폐포 표면에 촉촉하게 발려있기 때문에 더 이상의 폐포 허탈은 막아주고 표면장력을 일정하게 유지시켜줍니다. 이 계면활성제를 이루는 90%가 지방입니다. 만약 이 계면활성제가 부족하다면…. 제가 폐기종의 원인을 애초에 조(燥)라고 한 것에 대한 이유입니다. 증상을 통한 환자의 한의학적 분석과 병리학적 분석을 통한 합치된 결론이었습니다. 건강한 윤활유의 확보! '그냥 폐기종은 유전이라니까…' 라고 생각하고 손놓고 COPD 될 때까지 기다릴 것이 아니라 폐기종 치료와 예방에 필요한 부분이고 이러한 치료를 저는 시행하고 있습니다.

■ 객담치료에 스테로이드 과다사용

객담치료에 스테로이드 과다사용은 폐기종 환자의 무대책에 이어 제가 생각하는 적절하지 못한 치료방법 중 나머지 하나입니다. COPD환자에서는 스테로이드 사용을 금기시한다는데 더 이상 효과가 없으니까 금기하는 겁니다. 효과가 있으면 안 쓰겠습니까? 이미 COPD 환자라는 이야기는 스테로이드는 먹을 만큼 먹어봐서 내성이 생겼다는 것입니다. 이제는 약에 쩔어서 효과는 없고 부작용만 있으니 쓰지 말라고 하는 겁니다. 기관지확장제, 항생제는 필요하고 상황에 맞게 써야합니다. 효과도 준수합니다. 점액조절제도 효과는 그렇다 쳐도 써도 됩니다. 웬만하면 큰 부작용이 있지는 않으니까요. 그런데 스테로이드는 너무 많이 쓰고 있습니다. 객담 치료하는데 쓰는 것이 아니고 염증을 치료하는 거라고 할 테지요. 그리고 호흡곤란을 완화시키는데 효과가 있는데 어떻게 안 쓰냐고 반문하시겠지요. 객담을 만드는 염증을 가라앉히니까 기관지 내경이 확보되고 호흡곤란은 좋아집니다. 그런데 기관지 점막의 잠잠해진 염증상태가 오래 지속됩니까? 과거에는 제가 이런 말 했으면 씨도 안 먹혔을 겁니다. 지금도 물론 제가 나이 지긋한 권위자가 아니니 콧방귀를 끼실 수도 있습니다. 예전 약국에서 약을 자율적으로 조제하던 시절에는 저희 동네에도 '요술연고'라는 것이 있었습니다. 피부에 뭐 좀 날 때 사서 바르면 바로 좋아지는 겁니다. 효과가 말 그대로 '직빵'입니다. 그런데 안 바르고 며칠 지나면 다시 생깁니다. 계속 발라야 효과가 있다고 하십니다. 그로부터 20년이 흘렀네요. 이제는 피부연고에 스테로이드 들어있다고 하면 엄마가 먼저 난리를 칩니다. 그딴 걸 어떻게 애한테 바르냐고 항의를 합니다. 의사선생님도 웬만해서 잘 쓰지 않습니다. 보습력이 좋고 건강한 화장품 개발에 더 힘쓰십니다. 시간이 지나면서 스테로이드 치료가 결코 도움이 되지 않는다는 것을 환자도 의사도 알게 된 경우이지요. 피부가 다시 뒤집어 진다는 것을 보게 되었으니까요. 20년 전이면 씨도 안 먹혔을 내 말빨이 이제는 좀 서야 될 시대입니다.

■ 20년 전 요술연고

그런데 호흡기 질환에서는 폐의 점막이 다시 뒤집어 지는 것을 눈으로 볼 수 없다는 이유 때문에 아직도 스테로이드 처방이 너무 많습니다. 처방한 약이 떨어지고 치료효과를 확인하는 검사를 할 때쯤 결과가 나빠지면 이번에는 GINA의 질병단계가 격상되고 스테로이드 용량도 증량됩니다. 천식치료에서 매뉴얼 자체에 경증의 단계만 지나면 스테로이드 치료가 정식으로 포함됩니다. 기도 점막의 염증은 피부에 뭐 좀 나는 것과는 달리 미용에는 지장이 없지만 호흡곤란이라는 직접적인 고통으로 연결된다 치더라도 일단은 간헐적인 기관지확장제 흡입에만 의존하는 것이 옳습니다. 기관지확장제와 스테로이드가 배합된 흡입기를 처음부터 이거 효과 좋다고 내미는 것은 20년 전 요술연고와 뭐가 다른가요?

■ 쪼금만 힘들어도 아우성이라면… 이인삼각(二人三脚) 놀이

염증의 치유가 빨리 되지 않으면 기관지벽의 손상과 복구가 반복되어 반흔조직(scar tissue: 기도개형의 원인)이 생기니까 일단 염증을 덮자고 스테로이드를 쓰는 것은 미봉책입니다. 만성적인 염증의 씨앗을 뿌리는 격이니까요. 환자분의 협조도 필요합니다. 어느 정도의 호흡곤란은 버텨야합니다. 내일 밤 당장의 데이트를 위해서 스테로이드를 쓰는 사람은 없지 않습니까? 두 달 뒤부터 쭉 뽀송뽀송해져야만 하는 나의 당당한 피부를 위해 내일 밤 데이트는 포기하지 않습니까? 피부보다 기관지점막 결코 더 강하지 않습니다. 여러분이 조금 답답할 때마다 의사선생님께 힘들다 소리하면 의사선생님도 스테로이드 처방 안 할 수 없습니다. 겉으로는 무뚝뚝하게 보일지 몰라도 환자 힘들다는 소리에 신경 쓰십니다. 이런 의미에서 보

면 호흡기질환은 환자와 의사가 합심해서 노력해야 되는 것입니다. 누구 한 명의 공으로 질병이 좋아질 수 없는 것입니다.

■ '최후의 수단' 대신 '최초의 선택'으로

현재 기도상태와 객담분비물의 양상을 보고 정교하게 약제선택을 하겠습니다. 그러니 가래와 염증의 치료에는 일차적으로 한방치료의 도움을 받으십시오. COPD이전의 단계의 환자면 더더욱 좋고 바람직하고 COPD라고 이미 진단받은 환자는 다른 약이 없습니다. 단지 다른 약이 없어서 이것이 좋다고 말씀 드리는 것이 아니라 훨씬 안전하고 한약의 거담제에 대한 특별편지를 통해 설명 드린 것처럼 효과도 좋습니다. 아토피는 너무나 아끼는 자식의 질병이라 엄마들의 자발적인 공부 끝에 무 자르듯이 한 번에 치료할 수 없는 병임을 알지 않았습니까? COPD의 원인이 되는 많은 호흡기 질환도 마찬가지입니다. 특히나 천식은 같은 알레르기 반응입니다. 그래서 사실은 COPD이전의 단계에서의 질환인 만성기관지염, 천식 등의 환자들이 저에게 많이 왔으면 합니다. 그래야 COPD라는 바람직하지 않은 단계로 빠지는 것을 막을 수 있기 때문입니다. 중간보스 정도라야 치료하기도 수월하고 그것이 환자에게도 유리하기 때문입니다.

■ 책 쓰기? 정말 어렵군요

그런데 천식 등의 질환은 몇 주 만에 완치하겠다고 광고하는 병원도 많고 환자도 그런 곳을 찾거나 아니라 하더라도 '그냥 뭐 아무 병원이나 가면 어때' 하고 생각하십니다. 물론 거기서 좋아지는 환자도 있을 수 있습니다. 몸의 컨디션이 좋아지면서 면역반응이 정상을 되찾는 경우도 있으니까요. 저도 어릴 때 '요술연고' 떨어지면 그냥 안 바르고 돌아다니다 어느 순간 좋아졌으니까요. 하지만 치료가 적절히 되지 못한 많은 환자는 COPD의 단계를 가게 되고 그때 제 얼굴을 보게 될 수도 있겠네요. 많은 환자에게 좋은 정보를 주고 싶지만 지금 시대는 정보를 주는 것도 돈이 들어갑니다. 그러다 보면 그런 비용의 일부는 환자의 부담으로 연결이 될 수도 있고요. 대신 그래서 필자는 저녁에 도서관에 와서 책을 한 줄 한 줄 적고 있습니다. 책을 쓴다는 것이 막상 해보니 참 어렵지만, 완성된 책이 그 해결책이 되었으면 하는 바람을 가지고 말입니다.

정상 폐와 COPD 폐의 비교

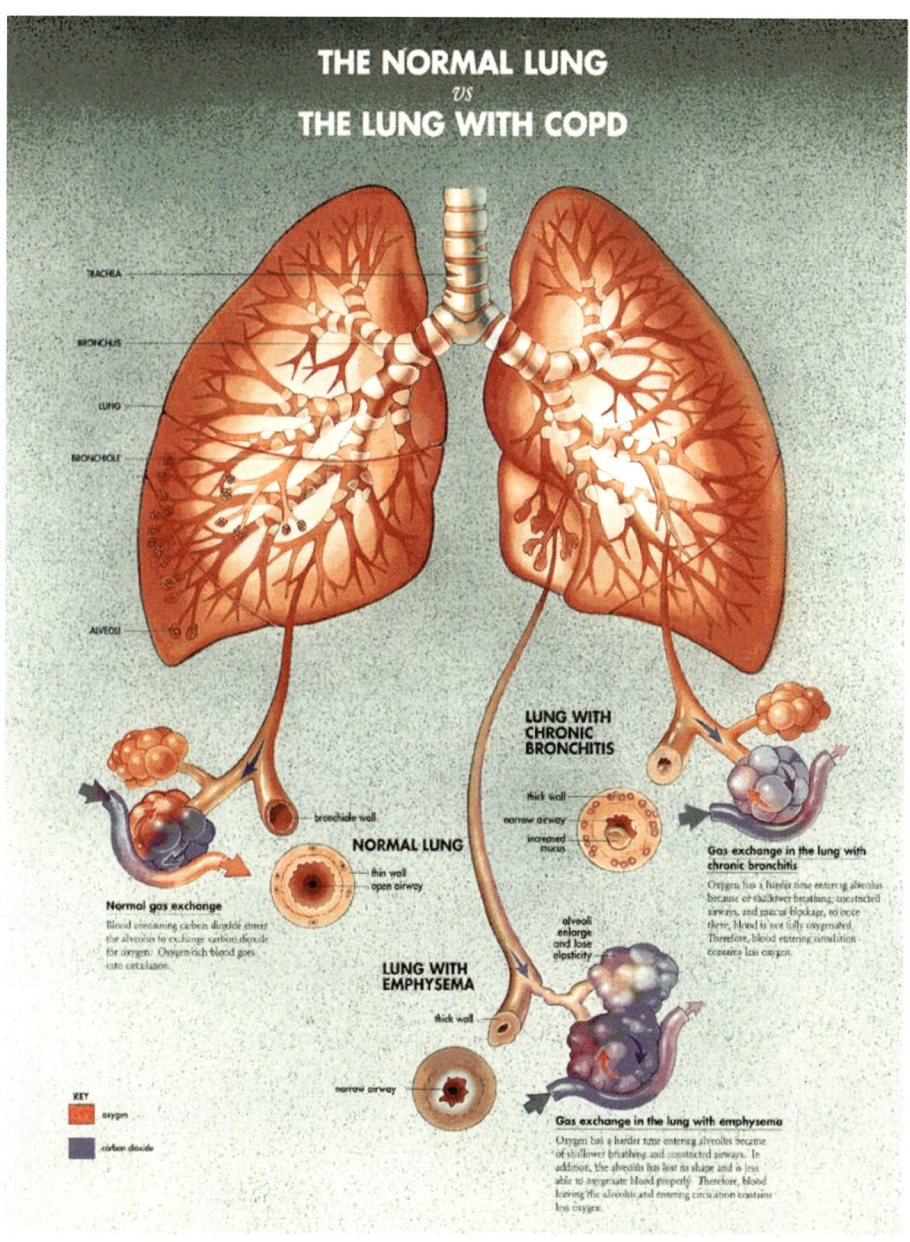

특별편지6 호흡기 질환의 검사(치료효과의 판정)

▶ 선생님 저 좋아진 거 맞아요?

한약에 대한 비판 중의 하나가 먹어도 좋아졌는지 잘 모르겠다는 치료의 효과에 대한 부분입니다. 사실 효과라는 것은 가장 중요한 부분입니다. 간단히 말해서 돈 들였는데 돈값을 해야 합니다. 그런데 왜 이런 문제가 발생할까요? 우리 연비는 어떻게 측정합니까? 기름 새로 넣으면서 미터기 0km로 리셋하지 않습니까? 그리고 기름 다 떨어질 시점에서 몇 km 갔는지 확인해 보고 실제 연비를 측정합니다. 위의 논란이 발생하는 이유는 연비를 측정할 때와는 달리 처음에 리셋을 하지 않고 나중에 얼마나 갔는지 미터기에 표시가 되지 않아서 그렇습니다. 한방으로 비만치료는 얼마나 많이 하고 있습니까? 환자도 약으로 효과를 봤다고 말하는 사람이 많고요. 왜 논란이 없을까요? 적어도 효과가 있으면 있다 없으면 없다 말했지 있는지 없는지 모르겠다는 말은 안 하지 않습니까? 이유는 체중계 때문입니다. 처음 내원했을 때 체중을 측정하고 BMI를 기록해두고 치료 후 체중을 다시 측정하니 논란이 발생할 이유가 없습니다. 다른 질환도 이처럼 하면 논란이 생길 이유가 없습니다.

▶ 치료 잣대는 공정하며 환자와의 공유가 필요

그 동안의 한의계 진료에서는 이렇게 정확히 치료 효과를 판정하는 방법에서 서툴렀습니다. 먼저 처음에 통증이 어느 정도

인지, 그리고 증상의 객관적인 심각도는 얼마 만큼인가를 환자와 공유하지 않았고 치료 후에도 그것에 대한 평가를 하지 않았거나 환자와는 다른 잣대로 치료효과를 바라보기 때문에 그렇습니다. 첫사랑의 상처 아직도 아프십니까? 힘들긴 했지만 지금은 전혀 그렇지 않고 사실 얼마나 힘들었는지도 정확히 모르지 않습니까? 그런 부분에서는 객관적인 잣대가 없어서 그렇기도 하거니와 기록을 안 해두기 때문에 그런 겁니다. 정확하게 5.5끼를 못 먹을 정도로 마음이 아팠다고 기록을 해 두었으면 지금 힘든 일과도 비교를 할 수 있겠지요. 진료도 이와 같습니다. 허리가 아프면 10점 만점에 몇 점 정도로 안 좋은지, 환자의 통증 외에도 '맥이 약하다'는 의사 주관적인 판단 근거가 있으면 환자에게 설명하고 직시하게 하면 됩니다.

환자가 "허리아파요" 의사가 "약 드세요" 다음에 환자가 알아서 오면 "좋아졌어요?" 환자는 "예? 좋아졌나… 좀 그런 거 같기도 하고… 아직 아프긴 한데… 모르겠네요" 이런 식의 대화가 전형적인 치료 효과를 판정할 수 없는 식의 대화입니다.

환자가 "허리아파요" 의사가 "현재 허리통증은 10점 만점에 9점 정도라고 하시니 기록해두겠습니다. 제가 보기에는 치흔이 있고 설태도 좋지 않아서 사진을 찍을 테니 협조해 주십시오. 찰칵. 약을 드시고 허리 통증이 완전히 없어지면 좋지만 완전히 없어지지 않는 경우라도 설태가 좋아지면 방향은 맞게 가고 있는 것이니 2주 후에 같이 경과를 봅시다." 이 경우는 2주 후에 이렇게 대화가 이어질 겁니다. "환자분 2주 치료 후에 아직 통증이 조금 남아있긴 하지만 저번과는 달리 허벅지 꼬집는 것에 비해 훨씬 덜 아픈 정도라고 하셨으니 3점 이라고 기록하겠습니다. 통증은 완벽히 좋아지지는 않았지만 설태는 많이 좋아지셨습니다. 저번 사진과 비교해봅시다. 사진보며 설명 드리겠습니다." 이 경우가 치료의 바른 예라고 할 수 있습니다.

▶ 비만환자는 체중계로, 호흡기 환자는 PFT(폐기능검사)로

제가 대학병원을 떠나서도 호흡기질환을 전문적으로 진료하겠다고 생각할 수 있었던 것도 이런 치료효과의 판정에서 자신이 있었기 때문입니다. 근엄한 카리스마로 환자에게 "평가가 무슨 말이냐 조용히 하고 나만 믿으면 된다"라고 했을 때 믿어주면야 좋지만 지금 시대에 가당키나 한 말입니까? 이게 아직 통하는 곳은 점집 밖에 없습니다. 다행히 저는 2006년 식품의약안전청 주관 한약제제의 임상시험 지표개발연구의 호흡기 부분을 맡아서 어떻게 환자를 측정하고 평가하는 것이 적절하며 이때 필요한 지표개발에 관한 실무를 맡아 진행하였습니다. 이러한 과정을 통해서 어떻게 호흡기 환자를 평가하고 그렇기 위해서는 무엇이 필요한 지 정확하게 파악하게 되었습니다. 호흡기질환 환자가 대학병원에서 검사받을 때 하는 폐기능 검사기를 본원에 구비하고 있습니다. 폐기능 검사(P.F.T)는 호흡기 환자의 진단 및 치료 평가에 가장 중요한 자료입니다. Chest CT나 혈액 및 객담 검사도 의미는 있지만 검사결과와 증상의 정도가 일치하지 않기 때문에 자주할 필요는 없는 검사입니다. (저는 환자분들에게는 Chest CT 검사는 대학병원 급으로 한 곳을 정해두고 일정한 시간을 두고 의사 선생님의 지시에 따라 검사 받으라고 합니다. 대학병원 급 검사가 아니면 다른 곳에서 인정하지 않는 경우도 많고 한곳에서 해야 검사결과가 남아있어 향후 비교도 편리합니다.)

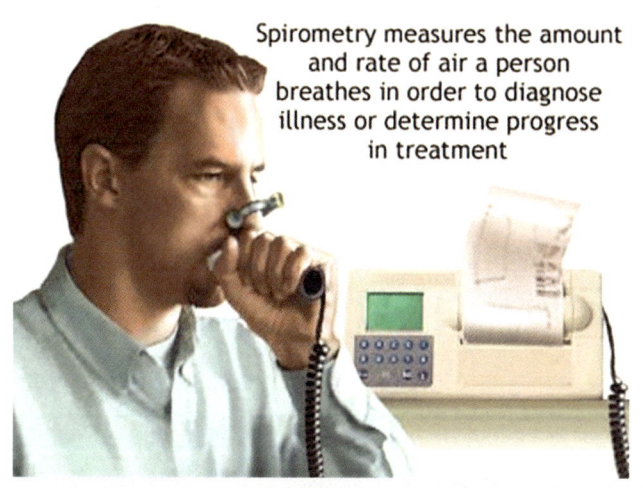

▲ 폐기능 검사 모습

▶ **폐기능 검사에 대한 간략한 이해**

폐기능 검사는 호흡을 통해 드나드는 공기의 양과 속도를 측정하는 원리로 폐의 성능을 수치화하여 보여줍니다. 폐활량이 커서 충분히 들이 마실 수 있고 다시 편하게 잘 내뱉을 수 있는지를 측정하면 이것이 곧 호흡곤란의 지표이므로 환자 증상을 잘 반영하는 검사입니다. 이 검사는 환자로 하여금 최대한 끝까지(MAX) 숨을 들이 마시게 한 다음 환자가 할 수 있는 한

끝까지 내쉬어 측정을 하는데 검사 과정을 처음 경험해 보시는 분은 어려워하실 수도 있습니다. (실제로 숨을 이렇게 크게 들이마시고 내뱉어 보는 경우가 없을 뿐만 아니라 특히 내뱉을 때는 본인은 더 이상 내뱉을 공기가 없다고 느껴지는데도 더 뱉으라고 아마 하실 겁니다. 그렇지만 이 과정을 충실히 이행하셔야 신뢰할 만한 결과가 얻어집니다. 그렇기 때문에 환자분의 성실한 참여가 중요하고 곁에서 숙련된 검사자의 도움이 필요합니다.)

▶ 폐용적 그래프

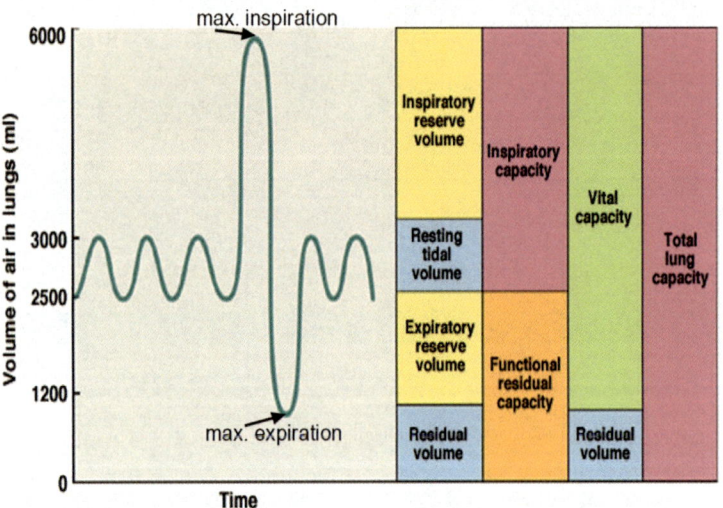

▶ 폐기능 검사 결과표

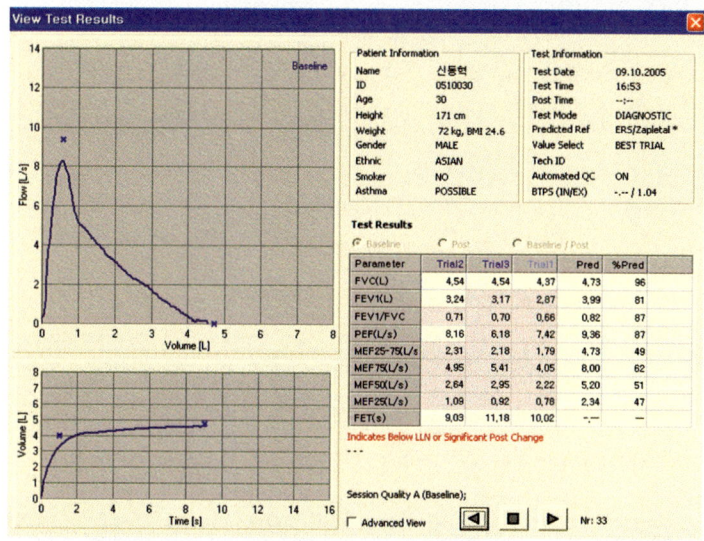

▶ 폐기능을 평가하는 지표

① FVC(forced vital capacity): 노력성 폐활량. 최대 흡기하여 끝까지 내쉬었을 때의 총량. 본인이 인위적으로 할 수 있는 최대 폐활량의 개념. 즉 체구가 작은 사람, 흉곽이 확장이 안 되고 충분히 흡기를 못하는 사람, 흉곽이 좁은 기형 등이 있으면 낮게 측정됨.

② FEV1(forced expiratory volume at one second): 1초간 노력성 호기량. 최대 흡기하여 내쉬기 시작했을 때 초기 1초간 불어낸 양.

③ FEV1/FVC: 기도 폐쇄의 지표. 1초간 호기량(FEV1)이 FVC의 75% 이상이 정상임. 즉 건강한 사람은 한껏 들이마신 공

기의 75%이상을 1초 안에 다 뱉어낼 수 있다는 의미임. 그래야 산소와 이산화탄소의 교환이 원활해짐.

④ PEF(Peak expiratory flow): 최고 호기 유속. FEV1/FVC와 함께 기도 폐쇄의 지표로 활용. FEV1/FVC 보다 예민한 지표는 아니지만 기도 질환이 있을 때 최고 호기 유속이 떨어짐.

▶ 폐기능 검사를 통한 장애 정도의 판정

① 폐쇄성장애(Obstructive): 잘 나가지가 않아요

*폐쇄성 환기장애: FEV1/FVC가 정상 이하. 폐쇄성 폐질환을 가진 사람은 폐활량도 정상에 비해 낮기는 하지만 FEV1이 상대적으로 더 많이 감소. 즉 객담 등으로 기도가 막히거나 기관지의 수축으로 호기가 원활히 않은 경우와 기도의 탄력성이 떨어져서 공기를 잘 뱉어내지 못하는 경우임. 천식, 만성기관지염, 폐기종이 해당.

② 제한성장애(Restrictive): 잘 들어오지가 않아요

*제한성 환기장애: 주로 FVC의 감소. FEV1도 감소하지만 이는 주로 FVC,의 감소에 따른 2차적인 것임. 즉 제한성 폐질환은 흉곽자체가 확장이 잘 되지 않아 들이마시는 것 자체가 잘 되지 않는 질환임. 기흉, 간질성 폐질환이 해당. 제한성 환기장애는 들이마시는 공기는 비교적 잘 뱉어내지만 들이마실 수 있는 공기의 양 자체가 적음. 반면 폐쇄성 폐질환은 들이마시는 것은 잘 들이마시는데 잘 뱉지를 못하는 질환임. '제한'과 '폐쇄'라는 단어를 생각하면 이해가 쉬움.

③ 혼합형 장애(Combined): 저는 둘 다 안 되요
　*혼합형 환기장애: 일반적으로 중증의 폐질환 환자는 폐쇄성 환기장애와 제한성 환기장애를 모두 가지고 있는 경우가 많음.

폐기능 검사의 해석

환기장애의 판독

	Normal	Obstructive	Restrictive	Combined
FVC	4 L(100 %)	4 L (100%)	2 L(50%)	2 L(50%)
FEV1	3.2L(100 %)	1.6 L(50%)	1.8L(56%)	1 L(31%)
FEV1/FVC	80%	40%	90%	50%

▶ 설문지를 통한 평가도 중요

폐의 기능을 검사하는 것으로는 P.F.T가 쓰이며 폐의 구조를 영상학적으로 검사할 때는 Chest CT가 주로 쓰입니다. 저렴한 흉부 방사선 검사(X-ray)로 폐 질환이 잘 보이면 좋은데 X-ray로 얻을 수 있는 정보가 많지 않습니다. 객담검사는 가래에 어떤 균이 있는지 위험한 균이 있지 않은지 검사하기 위해 쓰이며 혈액검사는 심각한 COPD 환자에 있어서는 필요합니다. 적혈구의 크기, 헤모글로빈의 수치, 동맥혈에 있는 탄산가스의 분압 등의 정보는 입원해서 산소요법을 적용해야 하는 수준의 환자에

게 적용됩니다. 이런 객관적인 검사 외에도 천식 및 COPD환자는 주관적인 호흡곤란의 정도 또한 진단 및 치료의 평가에 중요하므로 설문지가 적극적으로 활용됩니다. 폐기능 검사의 수치로나 Chest CT의 영상으로 눈에 띄는 호전이 보이면 좋지만, 호흡기 질환의 최종 단계인 COPD환자는 이런 지표에서는 큰 호전을 보이지 않는 경우가 대부분입니다. 그래서 자신의 자각증상 및 컨디션의 변화를 대변할 수 있는 설문지를 통한 평가도 요긴하게 활용됩니다. 대체로 이런 설문지는 병원에 상관없이 통일이 되어 있어 주관적인 호소상황에 따른 혼란을 줄여줍니다.

아래와 같은 설문지를 통해 환자분의 생활에서 느끼는 불편함을 체크합니다.

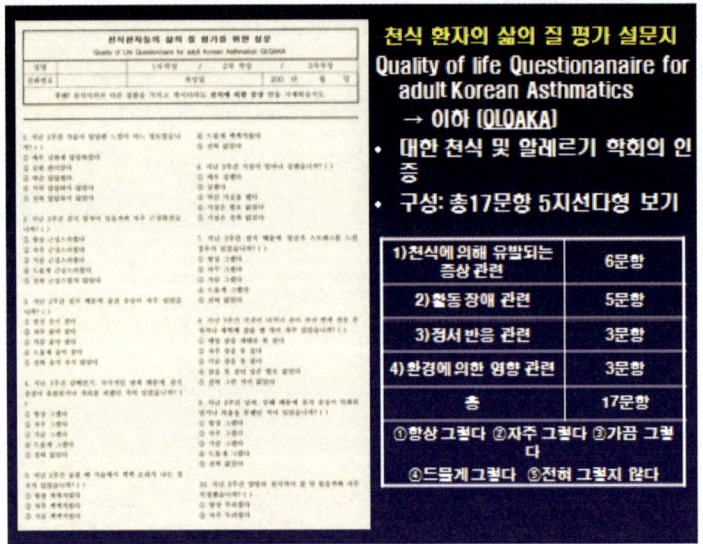

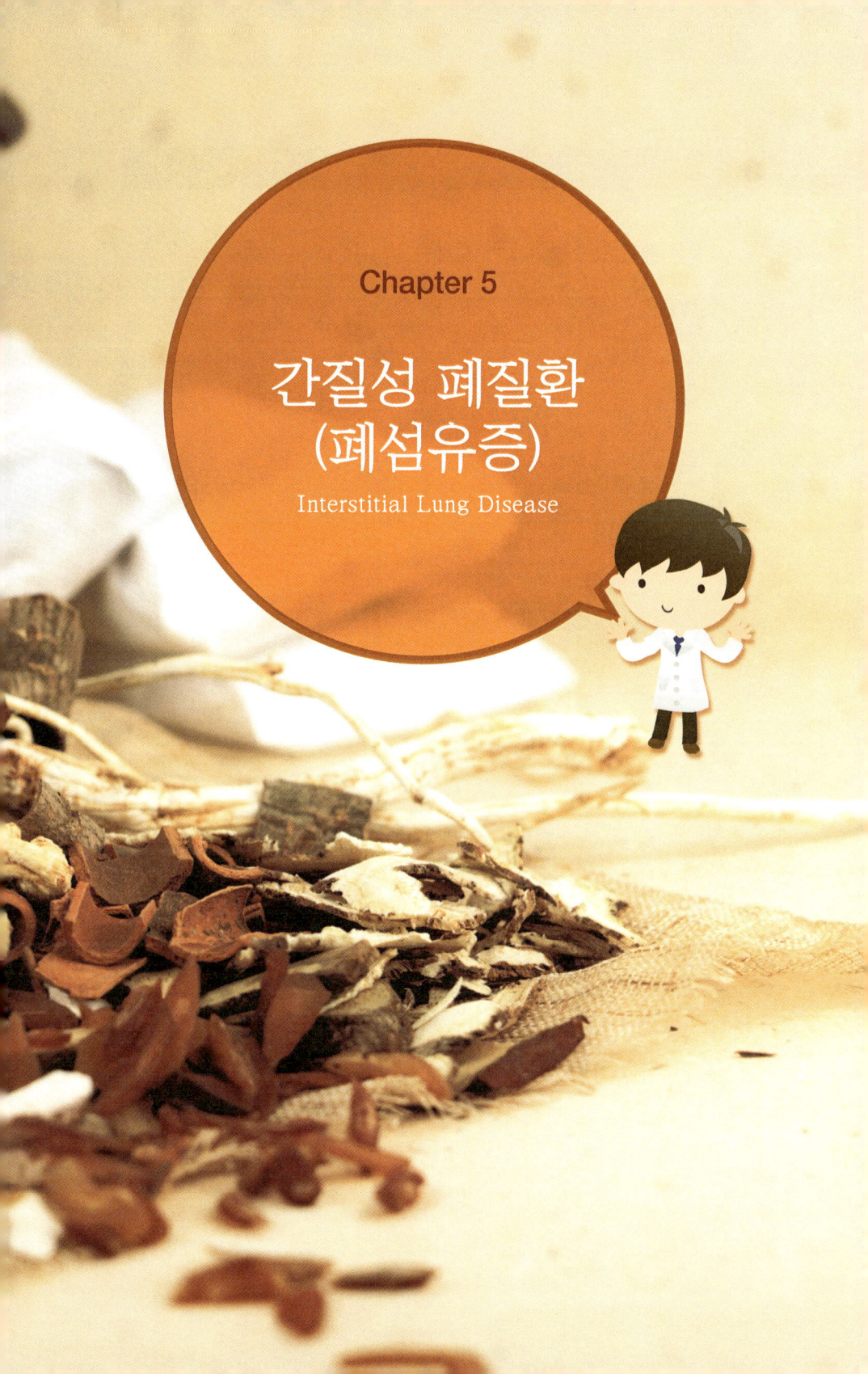

Chapter 5

간질성 폐질환
(폐섬유증)

Interstitial Lung Disease

CHAPTER 5. 간질성 폐질환(폐섬유증)

Interstitial Lung Disease

정상 폐와 간질성 폐질환 폐의 비교

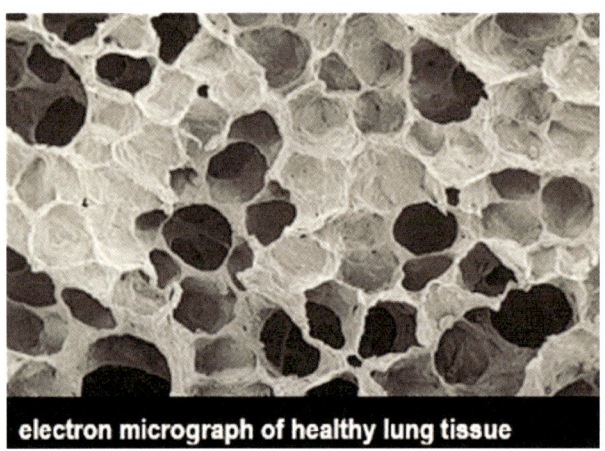

▲ 정상폐

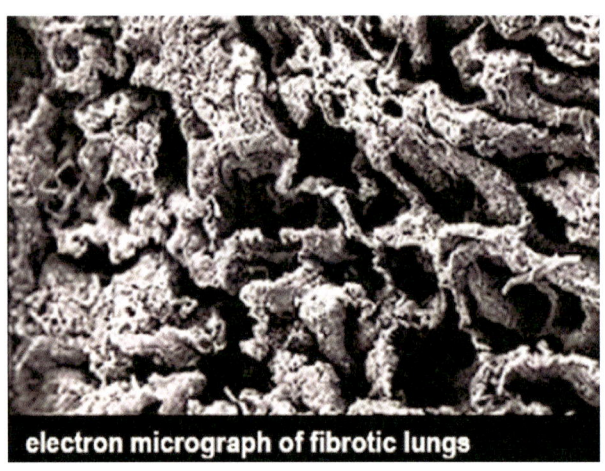

▲ 간질성 폐질환 폐: 정상적인 폐 실질 조직이 파괴되고 섬유화가 진행된 모습.

CHAPTER 5. 간질성 폐질환(폐섬유증)
Interstitial Lung Disease

1. 간질성 폐질환의 개요

■ 인생을 포기해야 하나요?

　간질성 폐질환은 아직은 생소한 질환입니다. 유병률도 높지 않거니와 영상의학이 발달하기 이전에는 진단하기 힘들었던 질병이었기 때문입니다. 최근에 드라마에 몇 번 소개되었는데 보통 주인공이 단명하는 소재로 활용되었습니다. 이 질환은 어떤 병이길래 주인공이 인생을 포기해야 하는 것처럼 묘사되었을까요? 그리고 우리가 실제로 이 병에 걸리면 인생을 그렇게 포기해야 될까요?

■ 전 아직 비밀이 많아요

　먼저 한국에서는 이 병에 대한 대규모 역학조사가 이루어진 바가 없습니다. 대신 우리와 유전적인 조건이나 기후, 삶의 질이 비슷한 일본의 후생성에서 연구한 조사결과에 의하면 이렇습니다. 1년간에 인구 10만 명당 0.3명의 발생률이며 남여비는 1.5:1 환자연령은 50~60세간에 제일 많이 발현됩니다. 평균생존율은 4년(7개월부터 20년 사이), 5년 생존율이 20~40% 정도이며 가장 최근에 이루어진 전국규모조사에서는 1년 이내 사망하는 경우가 30%, 5년 이상 생존율이 30% 이상 그리고 10년 이상 생존하는 경우도 관찰은 된다고 보고되어 있습니다. 위의 연구결과를 토대로 우리나라에 적용해

보면 이렇습니다. "1년에 전국 120명 정도의 신규환자가 발생할 수 있고 아주 어린 나이에 발생하지도 않지만 천수를 누렸다고 말할 나이에 생기는 병은 또 아니다. 예후는 좋은 편은 아니지만 결코 절망적이라 할 수는 없다." 그렇습니다. 간질성 폐질환은 위험한 질병인 것은 분명하지만 아직 비밀이 많고 그래서 가능성도 희망도 같이 존재하고 있는 질병입니다.

■ 상처가 아문 곳에 새살은 어디가고?

간질성 폐질환은 이름 때문에 입에 거품 물고 쓰러지는 간질이라는 병과 착오를 하실 수도 있는데 간질과는 전혀 상관이 없는 병입니다. 여기서 말하는 간질이란 폐포 사이의 공간을 말합니다. 이 간질층에는 모세혈관과 탄성섬유들이 존재하고 있는데 지속적인 염증으로 인해 이 층이 파괴되는 질병입니다. 이것을 섬유화라고 부르는데 상처가 지속적으로 생기고 아물면 그 부분이 원래 살과는 달리 딱딱하게 굳어지는 것과 비슷하다고 생각하시면 됩니다. 말랑말랑 하던 조직이 없어지고 대신 뻣뻣한 조직으로 바뀌면서 폐가 호흡할 때 잘 늘어나지 않아 숨쉬기 힘들어지는 질병입니다. 숨을 들이마실 때 폐포가 잘 늘어나지 않으니 청진을 해보면 뻑뻑한 소리가 들립니다. 이것을 흡기말 수포음이라고 합니다. 이러한 형태의 폐기능 장애를 폐기능 검사편에서 공부했듯이 제한성폐질환이라 부릅니다.

■ 저를 아신다는 분이 없네요…

　이 병의 원인은 아직 뚜렷이 모릅니다. 간질성 폐질환의 대부분을 차지하는 IPF(특발성 폐섬유증)는 병명의 뜻에 이미 원인이 없다는 말을 내포하고 있습니다. 그래서 IPF환자는 각종 검사를 하고 진단을 받지만 그래서 무슨 병인지는 알게 되었지만 원인도 없고 약도 없다는 이야기를 듣게 됩니다. 그럼 예전 한의서에는 이 병에 대해서 어떻게 서술하고 있냐고 물어보시면 사실 고전에는 언급된 적이 없다고 이야기하고 싶습니다. 간질성 폐질환과 COPD는 사실 증상이 거의 비슷합니다. 증상만 보면 호흡곤란과 객담을 호소하는 같은 폐질환입니다. 청진기 같은 귀도 없고 CT같은 눈도 없는 과거에는 구분하기 어려웠을 겁니다. 우리시대에 새롭게 연구하고 답을 구해야 할 질환입니다.

■ 내 몸을 내가 공격한다? 자살골?

　이 병에 대한 실마리는 지속적인 염증이 개입한다는 것입니다. 만약 다른 폐질환과 병발한다면 아마도 지속적인 염증의 원인은 기존의 폐질환에서 제공하고 있을 가능성이 큽니다. 가래가 많은 COPD환자의 폐를 보면 섬유화된 조직도 같이 보입니다. 즉 기도개형을 일으키는 폐는 간질조직도 멀쩡하지 않더라는 겁니다. 포도송이가 문제가 있을 때는 줄기와 잎도 같이 문제가 있는 경우가 많습니다. 그런데 만약 특별한 직업력이 없고 다른 폐질환과 병발하지 않는다면 이런 경우에는 면역성 질환일 가능성이 많습니다. 폐의 조직을 우리 편이 아닌 적이라 생각하고 계속 공격하여 염증을 일으키는 병입니다. 요즘 이런 면역질환의 빈도는 굉장히 많아지고 있습니다. 사람은 잘 먹고 잘 살게 되었는데 면역체계는 오히려 혼돈의 시대를 살고 있습니다. 잘 아시는 알레르기, 아토피도 면역질환입니다.

CHAPTER 5. 간질성 폐질환(폐섬유증)
Interstitial Lung Disease

저는 이렇게 합니다

■ **굳어지기 전에 주무르자**

치료의 핵심은 섬유조직의 연화(軟化)와 이를 통한 호흡곤란의 완화입니다. 섬유조직을 연화한다는 것은 부드럽게 만들겠다는 겁니다. 섬유화란 말의 의미를 생각하면 어폐가 있다고 느껴질 수도 있지만 그렇지 않습니다. 이미 섬유화된 조직은 잘 늘어나지 않지만 가만히 두면 더 굳어지게 됩니다. 간단히 발목이 삐었을 때도 나중에 삔 발목을 잘 만져주지 않으면 인대가 유연해지지 않아서 통증이 지속됩니다. 잘 아는 오십견도 어깨가 안 돌아간다고 안 쓰면 그대로 굳어진다고 하지 않습니까. 폐를 침범한 섬유화도 마찬가지입니다. 복식호흡을 하기 힘들어도 운동하듯이 꾸준히 반복해야 합니다. 횡경막과 보조호흡근을 이용하여 흉곽을 자주 늘려야 굳어지는 간질조직이 이완이 됩니다. 본원에서는 특별히 이런 호흡

운동이 힘든 환자들을 위한 물리적인 치료법을 만들어서 적용하고 있습니다.

- **비아그라도 효과가 있다!**

그리고 또 다른 중요한 포인트는 혈류개선입니다. 섬유화가 진행되면 간질조직이 손상되고 여기에 존재하던 모세혈관이 파괴됩니다. 그래서 산소가 있어도 산소를 운반할 혈관이 없어져서 산소부족을 더 심하게 느끼게 되는 것입니다. 최근 미국의 연구에서 발기부전에 쓰이는 혈류흐름 개선제(비아그라)의 용량을 줄여 썼더니 간질성 폐질환 환자의 삶의 질이 개선되었다는 연구결과가 발표되었습니다. 폐로 가는 혈류의 흐름이 좋아지도록 도와주니 호흡곤란이 완화된 것입니다. 간질성 폐질환에서 폐로 가는 혈류 흐름이 개선되면 산소 - 이산화탄소 확산도 좋아져서 환자가 느끼는 고통이 줄어들 뿐만 아니라 혈류 흐름이 개선되면 염증의 치유에도 도움이 됩니다. 한약 중에 몇몇 어혈에 쓰이는 약제는 이런 혈류의 흐름에 큰 도움을 줍니다. 심장을 쥐어짜서 압박을 높여서 혈류의 속도가 빨라지는 것은 일시적이고 한계가 있습니다. 논에 물을 댈 때에도 새로운 물길을 만들어주고 둑을 열어주듯이 신생혈관이 만들어져야 혈류의 건강한 흐름이 생깁니다. 이것이 어혈제가 반드시 필요한 이유입니다.

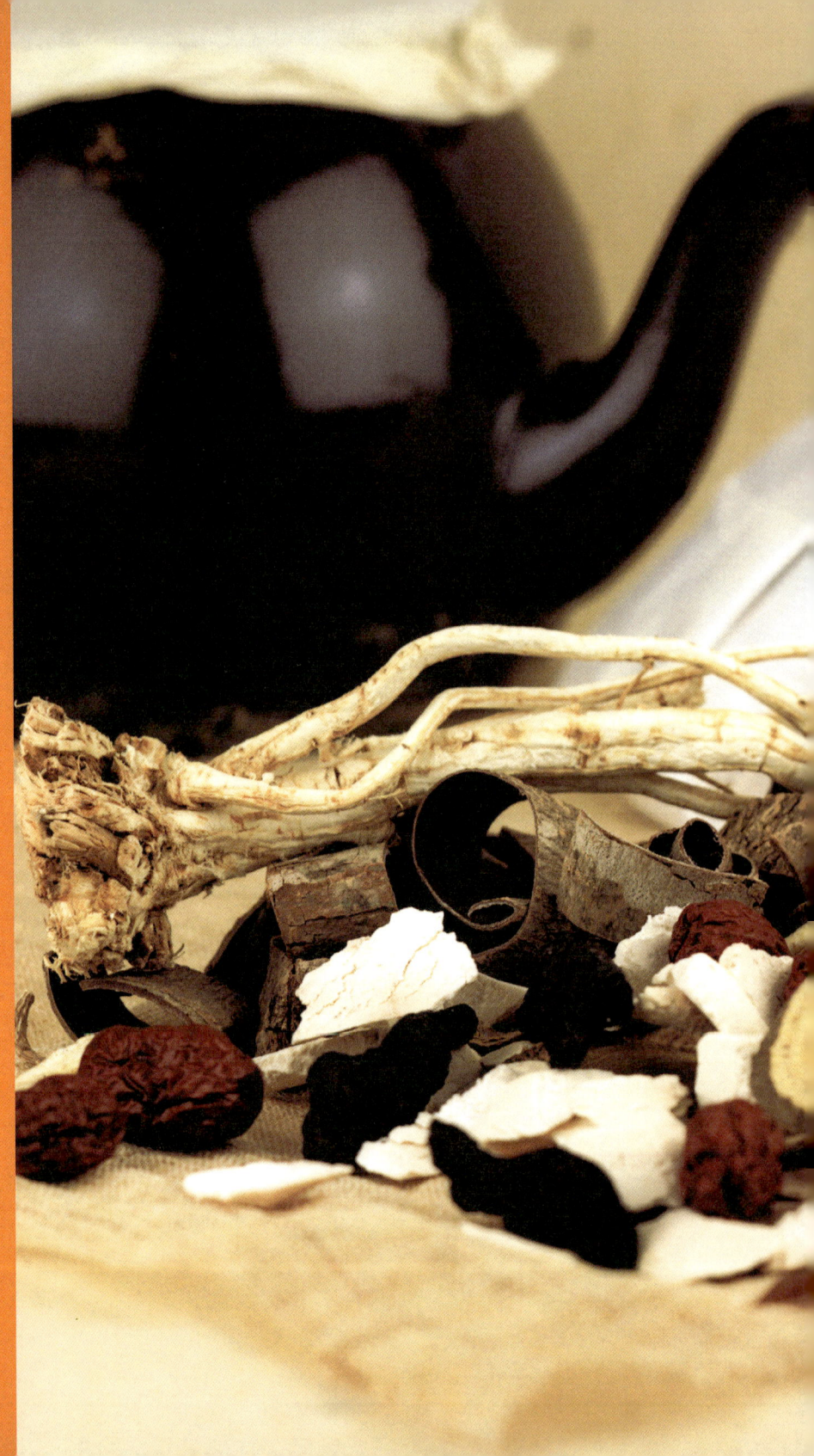

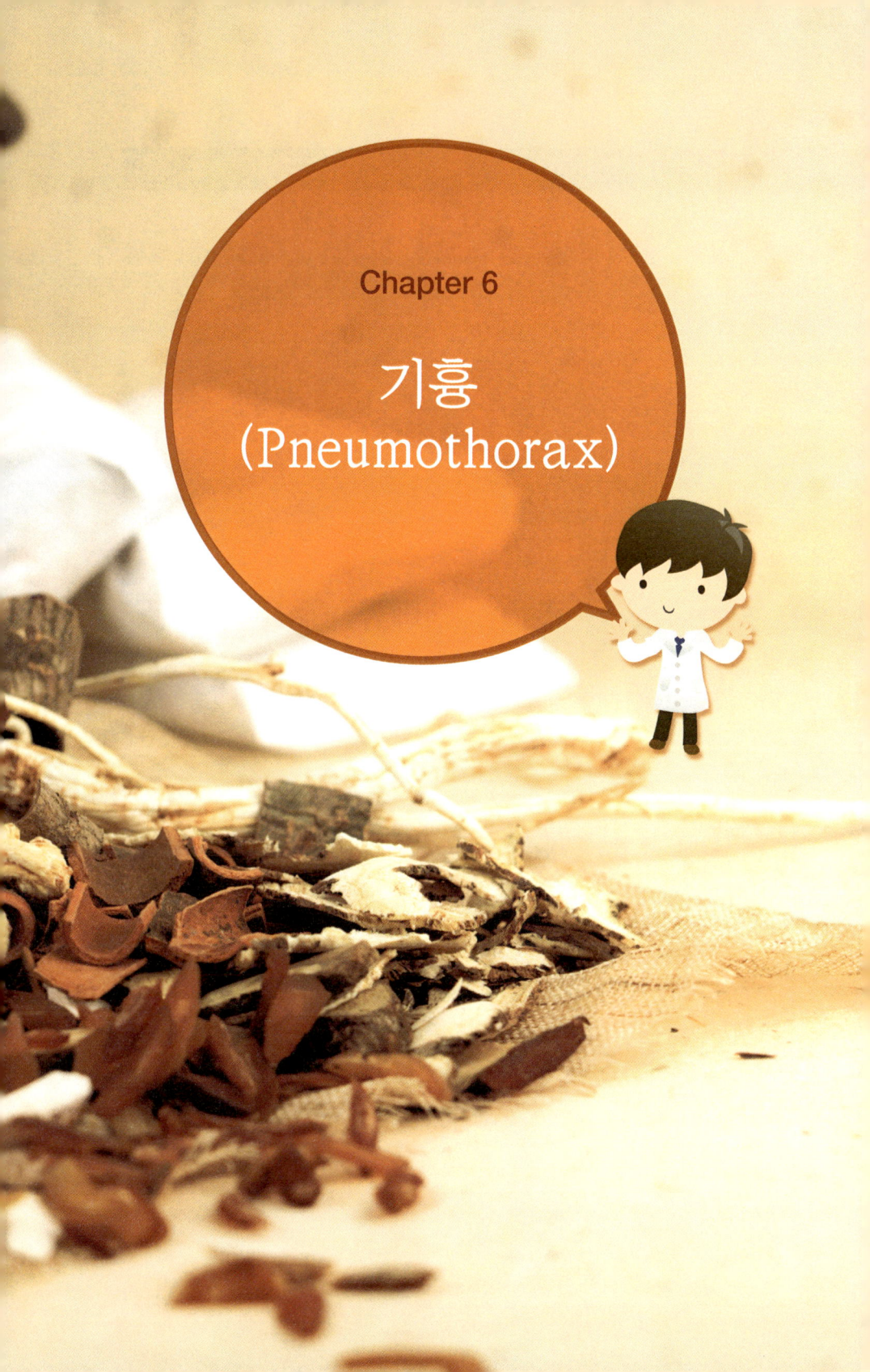

Chapter 6

기흉 (Pneumothorax)

CHAPTER 6. 기흉: Pneumothorax

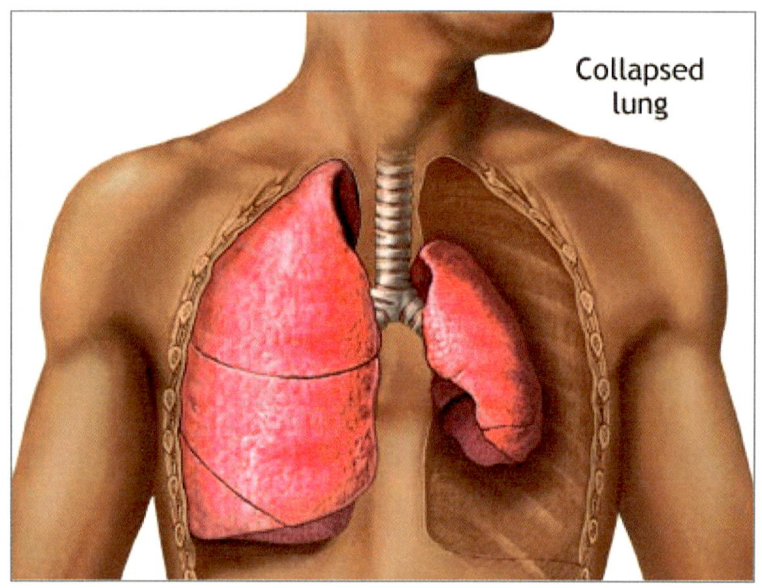

■ 기흉: 흉막강에 공기가 차는 것

　기흉은 흉막강 내에 공기가 차는 것을 말합니다. 흉막강이라는 개념을 설명하자면 폐를 둘러싸고 있는 껍질이 두 겹이 있는데 이 두 겹 사이에 공기가 차는 것을 말합니다. 흉막강이라는 공간에는 윤활액만 있고 두 겹의 막이 거의 붙어 있는 공간인데 여기에 공기가 들어와서 공간을 점유하게 되면 원래 빵빵하게 부풀어야 할 폐가 찌그러져 버립니다. 이런 원리로 호흡곤란과 흉통을 느끼게 되는 질환이 기흉입니다. 늑골의 골절이나, 주사기나 침에 찔려서 생기는 외상성 기흉과 응급실 치료를 즉시 받아야 하는 긴장성 기흉도 있지만 이러한 기흉의 종류는 일반적인 경우는 아니고 원발성 기흉환자가 가장 많습니다. 원발성이라는 말은 원인을 모른다는 말입니다.

■ **다들 친척이세요? 닮으셨어요**

폐기종에서 살짝 설명 드렸듯이 기흉 환자는 비교적 키가 크고 마른 체형이라는 공통점이 있습니다. 군대에서 발생한 기흉환자에 대한 연구에 따르면 기흉 환자는 보통 병사보다 키는 5cm가 크고 몸무게는 11kg이 가벼웠다는 결과가 있습니다. 쉽게 배구선수를 연상하면 됩니다. 실제로 유명한 배구선수는 기흉으로 인해 선수생활이 위협받기도 했습니다. 원인은 없다고 하지만 질병에 걸리는 사람의 형태가 비슷하다면 그 형태에서 충분히 원인을 유추해볼 수 있습니다. 바로 부족한 진액(폐의 윤활액)이 원인이 될 수 있습니다. 기계에 기름을 치는 이유는 보통 마모를 예방하기 위함입니다. 인체도 마찬가지입니다. 폐를 둘러싸고 있는 두겹의 막 사이에 윤활액이 없다면 잦은 마찰로 인해 금방 막이 헤어지고 말 것입니다. 옷도 오래 입으면 마찰이 많은 부위는 헤어져서 기워야 되는 것과 마찬가지입니다. 삐쩍 마른 사람은 보통사람보다 진액이 부족하고 자연히 흉막이 마찰에 취약하게 됩니다. 실험적인 연구결과 키 크고 마른 사람은 폐의 상부에 있는 폐포의 폐포압이 커져서 기흉이 잘 생긴다고 하는데 평소 이러한 폐포압을 적절하게 유지시켜주는 것도 표면장력 즉 수분(진액)입니다. 폐를 적절히 적셔주고 있어야 할 진액이 부족하면 흉막강에서도 그리고 폐포에서도 기흉이 발생할 확률은 높아집니다. 그리고 이러한 경향을 보일 확률이 키 크고 마른 사람에서 높은 것입니다.

■ 기흉 환자는 어쩔 수 없이 원 스트라이크 먹고 나서 시작

기흉은 미리 예방하는 것은 무리가 있습니다. 키 크고 마르다고 해서 전부 기흉에 걸리는 것은 아니며 운동을 열심히 한다고 예방 되지도 않기 때문입니다. 다만 기흉이 한번 발생했다면 그때는 '내가 폐의 진액이 보통사람보다는 부족하구나' 하고 경각심을 가져야 합니다. 원발성 기흉은 대부분 자연치유 되는 경우도 많지만 또한 재발할 확률도 높기 때문입니다. 흉막의 한 곳에 뚫린 구멍은 시간이 지나면 낫겠지만 전체적으로 윤활액이 부족한 상황은 바뀐 것이 아니므로 다시 다른 부위에서 구멍이 또 뚫릴 가능성은 여전히 높습니다. 그리고 만약 기흉이 계속 재발하게 되면 폐기능의 심각한 저하가 초래될 수 있습니다. 그렇기 때문에 기흉이 한번 발생한 환자는 재발 방지를 위해 적극적인 치료를 생각할 필요가 있습니다.

■ 저는 살찌고 싶어요~~

기흉의 치료는 요즘 다이어트에 목메는 젊은 여성과는 반대로 가면 됩니다. 실제로 기흉 환자는 살 좀 찌고 싶은데 아무리 먹어도 살이 안 찐다는 사람이 많습니다. 기흉은 살이 좀 찌고 몸에 기름이 좀 많아지면 됩니다. 그렇다고 뚱뚱해져야 된다는 이야기가 아니라 폐에 건강한 윤활액이 많아지면 자연히 기흉의 재발이 예방됩니다. 흉막의 마찰에도 버틸 수 있고 폐포의 형태유지에도 도움이 됩니다. 그래서 기흉 환자에서의 투약은 걸쭉한 약물이 많이 첨가되며, 몸에 도움 되는 건강식품도 권유를 하고 있습니다.

맺음말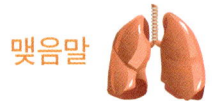

　책을 쓰고 있는 즈음에 '남자의 자격' 이라는 TV프로그램이 방영되고 있습니다. 인생에서 반드시 해야 할 일을 정해서 하나씩 구성원이 같이 해보는 식의 진행방식이었습니다. 어디에선가 책을 쓰는 것도 이에 해당하는 일이라는 이야기를 들었습니다. 어쩌면 저는 반평생을 살았을 무렵 이러한 일을 벌써 했으니 스스로를 대견해 해야겠네요? 그런데 사실 그런 기분은 별로 들지 않습니다. 스스로의 일상을 담백하게 담아내면 되는 수필이야 한번 쓰면 끝이지만 건강 서적은 그렇지 않다고 생각합니다. 의학의 역사에서 완벽한 100%의 책은 있을 수가 없습니다. 만약 내가 전달한 잘못된 정보가 환자를 고통스럽게 할 수도 있다고 생각하면 어찌 잠을 편히 잘 수 있겠습니까? 그리고 새로운 정보와 더 좋은 치료법이 고안되었을 때는 이런 내용을 넣고 싶어 또 안달이 날 수도 있겠지요. 한번 적은 책 그냥 던져두지 않고 앞으로도 그 어떤 사람보다 이 책을 제가 가장 많이 읽어보고 더 나은 책으로 만들기 위한 노력 게을리 하지 않을 생각입니다. 이 책을 출판한 것이 끝이 아니라 이제 시작이라고 생각하는 것이 호흡기 질환을 파고드는 제 외길 인생에 적합한 듯합니다. 이 책을 읽어주시는 독자 여러분과 저를 찾아 주시는 환자 여러분 덕택에 발 없는 책이 세상에 설수 있지 않았나 싶습니다. 마지막으로 홍행에 도움 될 만한 내용이 아닌 건강 서적 임에도 흔쾌히 출판을 허락한 (주)에세이퍼블리싱에도 감사의 말씀 전합니다.